ESSAI

SUR

L'EMPLOI MÉDICAL ET HYGIÉNIQUE

DES BAINS,

PAR

EMMANUEL-OSSIAN HENRY,

Docteur en Médecine de la Faculté de Paris,
Médecin auxiliaire à l'Hôtel impérial des Invalides,
Chef-adjoint des Travaux chimiques de l'Académie impériale de Médecine,
Lauréat de la Faculté de Médecine de Paris (Prix Corvisart, Médaille d'Argent, 1854),
Pharmacien Lauréat de l'École de Pharmacie (Médaille d'Or, 1854),
ex-Interne en Pharmacie, Lauréat des Hôpitaux (1853),
Membre de la Société d'Hydrologie médicale,
Correspondant et Lauréat (Médaille d'Or, 1855) de la Société de Médecine de Toulouse,
Élève de l'École Pratique.

PARIS.

RIGNOUX, IMPRIMEUR DE LA FACULTÉ DE MÉDECINE,
rue Monsieur-le-Prince, 31.

1855

La Faculté de Médecine avait mis l'année dernière au concours, pour le prix Corvisart, la question suivante : *Chercher à déterminer, d'après les observations prises dans les cliniques médicales de la Faculté, quels sont les effets des bains dans les maladies.*

J'ai envoyé à cette occasion un mémoire, et j'ai été assez heureux pour obtenir une mention honorable avec médaille d'argent. Profitant des diverses observations que j'avais recueillies alors, et de plusieurs résultats auxquels j'étais arrivé, j'ai cru pouvoir choisir aujourd'hui la question des bains pour sujet de la thèse que je viens soutenir devant la Faculté.

Avant d'entrer en matière, je crois utile d'indiquer la marche que j'ai suivie dans ce travail. Après avoir fait un court historique sur les bains et sur l'usage qu'en ont fait les anciens et les modernes, je les ai envisagés au point de vue de leur nature et de leur composition pour en exposer une classification générale.

J'ai ensuite donné une esquisse rapide de certaines pratiques accessoires des bains, frictions, massage, lotions, etc.

Un quatrième chapitre a été consacré à deux questions

fort importantes, la température et la durée des bains. J'ai insisté surtout sur les influences apportées par les saisons, les idiosyncrasies, les habitudes, les âges, etc.

Puis est venue l'étude des effets généraux des bains sur la peau, les muqueuses, le système nerveux, les principales fonctions, respiration, circulation, digestion.

J'ai consacré les deux chapitres suivants, l'un à l'action des bains sur la sécrétion urinaire, l'autre à l'absorption de certains médicaments pendant le bain, et j'ai rapporté un certain nombre d'expériences que j'ai entreprises à ce sujet.

Enfin j'ai terminé, en émettant le plus méthodiquement qu'il m'a été possible les circonstances physiologiques et pathologiques qui indiquent l'emploi des bains et des douches, ainsi que celles qui les font proscrire.

ESSAI

SUR

L'EMPLOI MÉDICAL ET HYGIÉNIQUE

DES BAINS.

CHAPITRE IER.

HISTORIQUE DES BAINS.

Coup d'œil comparatif sur l'usage des bains chez les anciens et chez les modernes.

Les vêtements de laine que portaient les anciens, et la transpiration à laquelle, par suite de cette habitude, ils étaient continuellement soumis, ont de tout temps rendu la pratique des bains fréquente et nécessaire ; aussi leur origine remonte-t-elle à la plus haute antiquité, et les anciens en faisaient-ils un usage plutôt hygiénique que médical.

Les Perses et les Égyptiens sont les premiers peuples chez lesquels on trouve les vestiges de cette ancienne coutume. Après leurs conquêtes en Asie, les Grecs importèrent les bains en Europe, et bientôt on vit, à Athènes et à Sparte, s'élever, à côté des gymnases et des palestres, des thermes consacrés à Hercule. Hippocrate, dans ses ouvrages, nous parle beaucoup de certaines eaux chargées de différents principes, fréquemment employées en bains, et dans plusieurs de ses aphorismes il préconise les vertus de l'eau froide et les excellents résultats que peut en retirer l'art de guérir.

Les Romains ne bâtirent de bains que vers la fin de la république : mais, sous le règne des empereurs, le luxe de ces établissements s'accrut à un point tel, que de nos jours on cite encore les bains les plus fameux de l'ancienne Rome, et les thermes d'Auguste, d'Agrippa, de Caracalla et de Dioclétien, font encore l'admiration des voyageurs qui parcourent l'Italie.

Rome, s'établissant en maîtresse dans les contrées soumises par ses armes, y transporta, avec les arts et la civilisation, les coutumes hygiéniques et médicales qu'elle connaissait depuis longtemps ; bientôt toutes les provinces des Gaules et de l'Espagne furent couvertes de thermes construits à l'instar de ceux de Rome. Mais ce fut surtout aux lieux où l'on découvrit des sources minérales, que l'on institua ces thermes, souvent splendides, et chacun d'eux fut placé sous la protection d'une déesse ou d'une nymphe bienfaisante.

La plupart des eaux minérales de France, d'Allemagne, d'Algérie même, nous laissent retrouver encore les traces de la splendeur de ces établissements répandus dans ces contrées devenues, par le sort des conquêtes, tributaires ou alliées des maîtres du monde, et il n'est pas un auteur de ce temps, Vitruve, Pline, Horace, Aetius, etc., qui ne fasse un récit pompeux du luxe répandu dans les thermes de cette époque.

L'heure accoutumée à laquelle on prenait le bain, à Rome, était entre la huitième et la neuvième heure ; c'était le moment du jour qui précédait le souper. Dans les premiers temps, les deux sexes se baignaient en commun dans les mêmes baignoires. Sous Adrien et Marc-Aurèle, ils furent séparés ; mais le règne d'Héliogabale ramena le premier état de choses, et les bains ne devinrent plus bientôt qu'un lieu de débauche et d'orgie.

Les Romains seuls n'avaient pas mis en vigueur l'art des bains; déjà les Orientaux et les Arabes en faisaient un fréquent usage, qui, de nos jours, s'est continué tel qu'il était dans les temps anciens. Les prophètes, et Mahomet entre autres, avaient si bien senti la nécessité des bains sous ces latitudes brûlantes, qu'ils avaient fait des ablutions une pratique religieuse. Un verset du Koran ordonne aux Turcs de se laver le visage, le cou, les mains, les bras et les pieds, après chaque prière et après chaque repas; en outre, toutes les fois que les sexes se rapprochent, ils se baignent le corps, et il en est de même pour les femmes pendant l'époque menstruelle. La loi du prophète est encore si respectée dans ces pays, que l'Arabe, en traversant les plaines du nord de l'Afrique, et lorsque l'eau lui manque, fait ses ablutions, aux heures de la prière, en se versant sur la tête le sable brûlant du désert.

Galien conseillait, dans certaines maladies, d'aller respirer dans le cratère des volcans l'air chaud qui s'en dégageait. N'est-ce pas là l'origine des bains de vapeurs, si justement renommés à Rome, et que l'on associait presque toujours aux bains d'eau ordinaire, ainsi que Vitruve le décrit si bien dans le récit qu'il nous fait de la salle de bains (*balneum*), telle qu'on la trouvait à Rome, chez les patriciens ou dans la demeure des riches citoyens de cette ville.

Les bains de vapeurs ont été de tout temps fort en faveur chez les Égyptiens, les Turcs, les Persans, les Indiens, les Japonais; mais, chez tous ces peuples, ils sont restés un plaisir luxueux, plutôt qu'une pratique médicale. Ainsi, chez les Indiens et les Turcs, les vapeurs contiennent les parfums les plus variés, les aromates et les eaux de senteur les plus suaves; on y joint les frictions avec des essences et des huiles odoriférantes, le massage exécuté par des mains habiles; enfin le sorbet, le café, la fumée de tabac, sont le complément nécessaire de ce genre de passe-temps. Chez l'Européen au contraire, le bain de vapeurs est un moyen de traitement énergique et puissant, et rendant d'utiles services dans la thérapeutique. Quant aux accessoires qu'on y joint, les frictions, les affusions, les douches, ils sont plus souvent la cause de douleurs vives et d'impressions désagréables. De même que chez les Romains, les établissements de bains, chez ces divers peuples, se composaient de plusieurs pièces, que l'on traversait les unes après les autres, et dans lesquelles on se trouvait successivement dans la vapeur sèche, dans la vapeur humide, ou dans le bain proprement dit.

Après l'invasion des Barbares et lorsque Rome fut déchue de son ancienne splendeur, la civilisation rétrograda, toutes les innovations romaines retombèrent dans l'oubli ; les bains eurent le même sort que toutes les pratiques qui avec eux avaient pénétré dans les Gaules. Pendant de longues années, on ne s'en occupa plus, et ce ne fut qu'au moyen âge qu'ils reprirent une sorte d'éclat, ainsi qu'en fait mention le chroniqueur Grégoire de Tours.

Il s'établit plus tard à Paris une société de barbiers-étuvistes ou étuviers, qui montèrent, dans un quartier qui en a gardé le nom (rue des Vieilles-Étuves), des baignoires où, moyennant une faible rétribution, environ 0 fr. 20 de notre monnaie actuelle, chacun pouvait jouir des bienfaits du bain. Ces établissements prirent une assez grande vogue, et sous les règnes de Louis XIII et de Louis XIV, on en comptait déjà un assez grand nombre.

Enfin en 1760, un nommé Poithevin eut le premier l'idée de construire un bateau contenant un établissement de bains, analogue à ceux qui de nos jours, perfectionnés avec tout le soin désirable, stationnent sur la Seine dans presque toute la longueur de Paris. Depuis cette époque, on construisit aussi, dans l'intérieur de la ville, une foule d'établissements où l'on prend des bains sur place, et qui en portent à domicile. En 1789, on en comptait 300 ; en 1816, 500, et depuis, le nombre s'en est considérablement accru, de manière à les mettre autant que possible à la portée de toutes les classes de la société.

CHAPITRE II.

CLASSIFICATION DES BAINS.

En hygiène et en thérapeutique, on donne le nom de bains à l'immersion plus ou moins prolongée du corps, en totalité ou en partie, dans un milieu solide, liquide ou gazeux. Nous adopterons donc, d'après cette définition, la division suivante :

A. Bains liquides.
B. — solides.
C. — gazeux.

Chacune de ces espèces de bains peut d'ailleurs être générale ou partielle.

A. BAINS LIQUIDES.

Nous plaçons en première ligne les bains liquides, qui sont les plus nombreux et en même temps les plus importants. L'eau en est presque dans tous les cas le véhicule; cependant le lait, le petit-lait, le vin, l'alcool étendu, l'huile, le sang même, ont été employés dans maintes circonstances, et il est peu de liquides qui n'aient été, dans ce genre, le but d'essais nombreux de la part des médecins. Le bain liquide peut se prendre de plusieurs manières : 1° dans une grande étendue d'eau courante ou stagnante, bains de mer, de rivière, d'étang ; 2° dans un vaste bassin, où l'on se baigne un certain nombre de personnes à la fois ; je veux parler des piscines, si répandues dans les établissements thermaux ; 3° enfin l'immersion peut avoir lieu dans un réservoir plus petit, où l'on se tient partie assis, partie couché, et que l'on nomme *baignoire.* Il y en a de plusieurs sortes ; ainsi elles peuvent être de cuivre étamé pour les bains d'eau ordinaire, parce qu'elles offrent de meilleures conditions de durée, d'entretien, d'aménagement, etc. Les baignoires de bois ou de pierre sont réservées pour les bains minéraux, soit sulfureux, soit mercuriels, en un mot pour tous ceux dont les composants pourraient réagir sur le métal et détériorer l'appareil.

Occupons-nous maintenant des propriétés que doit présenter le liquide du bain.

La composition des bains liquides n'est pas toujours identique, et, sous ce rapport, nous admettrons trois divisions : *bains d'eau douce, d'eaux minérales, d'eau de mer.*

Je ne m'arrêterai pas longuement sur les bains d'eaux minérales, car des observations prises aux sources mêmes seraient nécessaires pour faire un travail de quelque valeur sur cet important sujet ; je me contenterai d'en indiquer seulement une classification dans le tableau qui terminera ce chapitre.

Quant à l'eau de mer, je suis aussi forcé de renoncer à mentionner des détails intéressants et curieux sur l'emploi qu'on peut en faire dans l'usage externe ; je me restreindrai alors aux propriétés de l'eau douce, qui peut, suivant les circonstances de terrain, de température, de saison, présenter des effets très-variés.

Considérées d'après leur plus grand degré de pureté, les eaux douces sont d'abord l'*eau de pluie*, que les chimistes regardent comme de l'eau presque aussi pure que l'eau distillée ; puis l'*eau de rivière*, qui ne renferme principalement que quelques sulfates et chlorures en faibles proportions ; entraînée sans cesse par le courant, cette eau n'acquiert pas ces propriétés insalubres que l'accumulation des matières organiques développe constamment dans les *eaux des marais* et dans celles *des étangs.*

Les *eaux de puits* sont ordinairement froides, et souvent remarquables par une assez forte quantité de carbonate calcaire et de gypse ; dans ce dernier cas, elles sont dites *séléniteuses.* Les sels de chaux qu'elles renferment en plus grande abondance peuvent, dans certains cas, les faire jouir de propriétés médicales particulières ; en outre, les infiltrations dues à des résidus liquides impurs provenant d'une foule d'usages industriels ou domestiques peuvent encore en altérer quelquefois la pureté. Ce dernier résultat est plutôt à craindre dans l'eau des puits des villes que dans ceux des campagnes.

Les *eaux de source* tiennent à la fois des eaux de rivière et des eaux de puits ; il en est qui contiennent à peine de matières salines en dissolution ; d'autres au contraire, claires et limpides au moment où elles apparaissent à la surface du sol, ne tardent pas à déposer en proportion plus ou moins considérable du carbonate de chaux, par suite du dégagement de l'excès d'acide carbonique qui le tenait en dissolution. Les eaux de la fontaine de Saint-Allyre, de Saint-Nectaire en Auvergne, et celle de Saint-Philippe en Toscane, en sont des exemples remarquables.

Les saisons ont une grande influence sur la nature des eaux. Telle rivière, en effet, qui roule, pendant six mois, une onde pure et transparente, charriera, pendant le reste de l'année, des flots chargés de matières étrangères, et d'une couleur jaune et limoneuse. Après le bain, ces eaux laissent généralement sur le corps une couche fine et presque impalpable de ce limon qu'elles tiennent en suspension ; c'est ce que nous avons été à même de voir, en nous baignant dans l'eau de la Gironde, qui, comme on le sait, n'en abandonne par le repos, après un temps fort long, qu'une certaine partie.

Les eaux de source sont d'ordinaire moins affectées par ces changements de saison, et il en est qui sourdent toujours pures et limpides ; les terrains sablonneux qu'elles traversent agissant comme de véritables filtres, l'hiver, ces eaux sont, je crois, infiniment préférables à des eaux de rivière, à moins que ces dernières n'aient été préalablement purifiées par la filtration. L'on observe le contraire à Lyon, où pendant l'été les eaux de l'Arve, salies par la fonte des neiges, et délayant un schiste ardoisé qu'elles traversent, souillent les eaux du Rhône, qui ne sont pures que pendant l'hiver.

Nous dirons en outre que dans certaines rivières peu considérables, quand vient la belle saison, la quantité d'eau étant très, minime et souvent stagnante, devient méphitique , tandis que pour l'eau d'une source , on n'a jamais à craindre un semblable résultat ; si l'écoulement diminue ou vient même à cesser complétement pendant un ou plusieurs mois, l'eau sera toujours pure tant que cette source débitera.

On peut charger artificiellement l'eau de certains principes particuliers qui lui donneront des propriétés très-variées. Elle peut devenir *aromatique,* si l'on ý fait infuser ou bouillir certaines labiées , telles que lavande , sauge , romarin, hyssope, etc. ; *émolliente,* sous l'influence de la mauve , de la guimauve, du son, etc. Enfin les matières salines peuvent y être dissoutes et lui faire acquérir ainsi des propriétés qui rappellent jusqu'à un certain point celles des eaux minérales.

Nous allons mentionner ici les principales solutions mises en usage par la thérapeutique ; toutefois il convient de noter que ces formules se rapportent à des bains destinés à des adultes ; pour des enfants, on réduirait la quantité de substance minérale proportionnellement au chiffre de l'eau employée. En général , on prend pour un bain ordinaire 300 litres de liquide quand il est destiné à un adulte, 100 pour un enfant de six à douze ans , enfin de 25 à 50 litres pour un petit enfant.

a. Bains aromatiques.

Infusion d'espèces aromatiques.....   1,000 gr.
Eau..............................   12,000

Ajoutez ce mélange au bain.

Espèces aromatiques.

Sauge.
Thym.
Serpolet.
Hyssope.   ãã
Origan.
Absinthe.
Menthe.

On peut encore ajouter :

Sel ammoniac................ 60
Essence de savon............ 125

b. *Bain émollient.*

Espèces émollientes......... 2,000 gr.
Graine de lin............... 250
Eau........................ 5,000

Faites bouillir et ajoutez au bain.

Espèces émollientes.

Mauve.
Guimauve.
Molène. $\Big\}$ ãa
Séneçon.
Pariétaire.

c. *Bain de son.*

Son...................... 1 à 2 kilogr.
Eau...................... q. s.

Faites bouillir et ajoutez à l'eau du bain.

d. On prend encore une décoction de feuilles de noyer et on y ajoute une certaine quantité de sel marin. C'est un bain très-astringent.

e. L'écorce de chêne a été préconisée aussi : 500 à 1,000 grammes sont les quantités habituelles pour un bain.

f. Le quinquina a été également employé pour tonifier, mais le prix élevé de cette précieuse écorce rend l'usage de ces bains rare et coûteux.

En 1808, lors de la campagne de Prusse, Desgenettes avait conseillé d'utiliser des quinquinas avariés pour donner des pédiluves toniques à nos soldats, fatigués par des marches longues et forcées.

g. Dans certaines affections aiguës et chroniques de la peau, on a employé avec succès les bains de ciguë. Voici comment on les prépare :

Infusion faite la veille avec 15 à 20 grammes de ciguë sèche ou fraîche dans 6 à 10 litres d'eau ; ajoutez cette infusion dans l'eau du bain, qui doit être de 33 à 34° centigr. (26 à 27 R.). La durée de ces bains-là est d'habitude de une à deux heures.

La baignoire doit en outre être couverte d'une couverture de laine.

h. Avant d'aborder les bains minéraux, disons quelques mots sur le bain sinapisé qui doit son action toute entière à l'essence de moutarde noire.

	Pour adultes.	Pour enfants.
Farine de moutarde noire	1000	500
Eau tiède	2000	1000
Eau tiède	q. s.	q. s.

Après avoir fait une bouillie claire dans un sac de toile, vous l'exprimez dans votre bain et vous y plongez le malade. Si vous employiez de l'eau bouillante pour faire votre pâte de moutarde, le ferment (la myrosine) se coagulerait, et la production d'essence de moutarde n'aurait pas lieu.

Les acides entrent aussi dans la composition des bains soit entiers, soit partiels : ainsi l'acide chlorhydrique, l'acide azotique, leur mélange (eau régale). Mais il importe, dans ce genre de médicaments, de ne pas forcer la dose, et de s'en tenir comme effet à la rubéfaction, car les propriétés de ces acides pourraient produire une brûture plus profonde et donner lieu alors à de nouveaux accidents.

Voici quelles sont les doses habituellement prises dans divers composés acides :

Pour un bain d'eau de 300 litres ajoutez :

Acide chlorhydrique...... 250 à 1000 gr.
Acide azotique........... 10 à 30 gr. dans 500 gr. d'eau.
Eau régale............... 100 à 500

Pour les pédiluves, on associe assez souvent le goudron à l'acide chlorhydrique dans les proportions suivantes :

Acide chlorhydrique......... 60 gr.
Goudron..................... q. s.
Eau......................... 5,000

Bains alcalins. Les alcalis peuvent aussi entrer dans la composition des bains, et généralement ce sont les carbonates de potasse et de soude dont on fait usage dans nos hôpitaux de Paris ; les doses sont de 150 à 250 grammes de carbonate pour la quantité ordinaire d'eau. « On prend quelquefois 30 à 60 grammes de potasse ou de soude caustique » (Trousseau et Pidoux). Si l'on n'a pas à sa disposition du carbonate de soude, on peut le remplacer soit par de la cendre, soit par une lessive étendue. Dans certaines localités du Midi, on emploie avec succès de la cendre de sarment de vigne.

À propos de bains alcalins, nous pouvons encore noter celui de savon, fait dans les proprortions suivantes :

Savon blanc................. 1,000 gr.
Eau......................... 300 lit.

Bains sulfureux. Pour remplacer les bains sulfureux, on prépare dans les hôpitaux des solutions avec les sulfures alcalins (*polysulfures, foie de soufre,* sulfure de potasse ou de soude).

Sulfure de potasse sec........ 60 à 125 gr.
—   —   humide...... 150 à 320

On peut encore prendre :

Sulfure de chaux sec........... 125 à 250 gr.
—   — liquide, à 20° de l'aréomètre.

Il n'est pas indifférent d'employer telle ou telle quantité de sulfure pour composer un bain, et cette proportion doit varier lorsqu'on y ajoute un peu d'acide chlorhydrique ou sulfurique ou lorsqu'on n'en ajoute pas. En effet, suivant la judicieuse remarque de M. le professeur Trousseau, un bain de 125 à 200 grammes de sulfure détermine sur la peau une irritation qui peut être suivie de graves accidents ; tandis que par l'addition d'un peu d'acide, le sulfure est décomposé, il se fait un abondant dépôt de soufre, un sel neutre et inerte reste en dissolution, et il se dégage de l'acide sulfhydrique ($S^n K, HO + SO^3 = SO^3 KO + SH + S^{n-1}$). Il en résulte que, si la quantité d'acide a été trop considérable, tout le sulfure est décomposé, et le bain a moins d'action. Nous dirons donc en thèse générale que, pour un bain sans acide, il faut prendre au maximum de 25 à 30 grammes de sulfure, tandis que dans un bain additionné d'acide on peut porter cette quantité jusqu'à 200 et même 250 grammes.

Plusieurs formules compliquées ont été données pour imiter autant que possible la nature de certaines eaux sulfureuses ; ainsi, pour l'eau de Barèges, on a pris :

Sulfure de sodium cristallisé........ 60 gr.
Carbonate de soude cristallisé........ 60
Chlorure de sodium cristallisé....... 60
Eau pure......................... 320

Le tout pour un bain de 300 litres.

M. Boudet a proposé, d'après Anglada, les proportions suivantes :

Sulfure de sodium cristallisé........ 340 gram.
Solution saline gélatineuse du Codex.. 320 —
Eau pure... .... q. s.

La gélatine donne à la liqueur dans laquelle on fait l'immersion une sensation de douceur très-agréable à la peau et qui peut, jusqu'à un certain point, simuler l'effet produit par la glairine ou les conferves que contiennent l'eau de Barèges ou celle des sources analogues; on mélange donc souvent aux différents bains sulfureux artificiels 30 grammes d'ichthyocolle ou 1,000 grammes de colle de Flandre.

Enfin le bain gélatineux simple ne renferme que :

Colle de flandre................. 1,000 gram.
Eau........................... 1,000

On fait dissoudre et l'on mélange à l'eau du bain.

Je citerai de suite le bain balsamique, qui, pour la quantité d'eau habituelle, contient :

Goudron...................... 500 gram.
Térébenthine de Bordeaux........ 200

et le bain pris avec les eaux qui ont servi au lavage de la cire des abeilles.

Bains minéraux. Les bains sulfureux ne sont pas les seuls qui soient journellement employés en thérapeutique; bien d'autres matières que nous offre la chimie servent encore à la préparation de certains bains salins.

Ainsi le chlorhydrate d'ammoniaque, à la dose de 150 à 300 grammes.

Puis les iodures alcalins et l'iodure de fer :

Iodure de potassium........... 16 gram.
Eau......................... .... 600 —

Voilà la proportion de solution pour un bain ioduré :

> Iodure de fer................. 64 grammes.
> Eau......................... q. s.

On peut augmenter la proportion d'iodure de fer de 16 en 16 grammes pour rendre l'action plus puissante.

Citons encore le bain émétisé :

> Émétique............... 32 à 64 grammes.
> Sel marin............... 1,000 gr.
> Eau.................... 300 litres.

Souvent on prend aussi un bain salin à la gélatine :

> Sel marin.................... 500 grammes.
> Gélatine.................... 1,000   —

Mais, de tous les bains dont on fait usage dans les hôpitaux spécialement destinés aux maladies vénériennes, ceux qui présentent le plus d'avantages sont les bains de sublimé ; ils n'excitent pas en effet chez les malades auxquels on les applique la salivation aussi rapidement que le font les autres composés mercuriels.

En voici du reste les doses :

	Adultes.	Enfants.
Bichlorure de mercure....	15 à 30 gr.	2 à 4 gr.
Alcool.................	100 —	50 —
Eau..................	300 —	50 à 100 —
On peut y associer le sel ammoniac :		
Chlorure d'ammonium....	30 —	5 —

Pendant tout le temps de mon séjour comme élève à l'hôpital de Lourcine, j'ai vu M. Cullerier employer avec grand succès ces bains de sublimé, surtout chez les enfants. La salivation n'étant pas à craindre chez eux, on pouvait impunément leur faire absorber le mercure par la méthode endermique, soit par les bains, soit par les frictions avec l'onguent napolitain. Le traitement donné aux nourrices n'est pas assez énergique pour que les enfants puissent absorber du mercure par la lactation. Les analyses du lait des femmes soumises au traitement mercuriel n'ont jusqu'à ce jour décelé que des traces presque inappréciables du métal (Réveil, Personne).

Je ne passerai pas en revue toutes les autres préparations qui ont été données pour imiter aussi bien que possible les eaux minérales naturelles ; elles sont très-nombreuses, et le deviendront chaque jour plus encore, en même temps que le domaine de l'analyse chimique s'accroîtra de nouveaux documents à cet égard.

Enfin on a aussi imité l'eau de la mer ; le bain salé en a donné la première idée. Voici la formule la plus exacte que l'on indique aujourd'hui :

Chlorure de sodium	7,500	grammes.
Chlorure de magnésie	2,515	—
Chlorure de calcium	515	—
Sulfate de soude	2,525	—
Chlorure de potassium	60	—
Iodure de potassium	0,15	centigr.
Bromure de potassium	0,15	—
Sulfhydrate d'ammoniaque	5	gouttes.
Eau	250 litres à 28° centigr.	

Dans ces derniers temps, MM. Bobierre et Moride, de Nantes, ont proposé les produits de l'eau de mer concentrée pour remplacer l'eau de mer factice des établissements de bains.

Mais l'eau, avons-nous dit au commencement de cet article, n'est pas le seul liquide qui ait servi dans l'art des bains, et une foule d'autres ont été utilisés, les uns comme adoucissants, les autres comme fortifiants et toniques.

De tous ces médicaments, plusieurs sont tombés en désuétude. Les bains d'huile, si vantés jadis pour assouplir le corps, et dont les athlètes faisaient un emploi continuel, sont à peu près oubliés aujourd'hui.

Le bain de lait local ou partiel et mêlé à divers liquides est adoussant et calmant : on le considère actuellement comme un raffinement à la toilette des femmes ; ceux de petit-lait, si employés à l'établissement d'Allevard (Isère) surtout, ont été conseillés aussi comme émollients ou calmants. Les bains de sang ou de tripes sont encore plus tombés dans l'oubli. C'est surtout au sang de bœuf tué récemment qu'on accordait la préférence, souvent même on entourait le malade dans la peau de l'animal fraîchement tué.

Les bains alcooliques ou vineux sont surtout employés comme manuluves ou pédiluves. On utilise plutôt le vin rouge, qui, par le tannin qu'il contient, agit comme tonique et astringent.

Les bains de rhum et de tafia ne sont d'usage qu'aux colonies, où on cultive la canne à sucre et où de semblables liqueurs se vendent à bas prix.

B. Bains solides.

La qualification de solide, que nous appliquons avec certains auteurs aux bains qui ne sont ni liquides ni gazeux, ne peut être rigoureuse que dans les cas où l'on emploie des matières pulvérulentes, le sable, la cendre, etc. Quant à ceux où la matière solide et insoluble est plus ou moins délayée dans l'eau, il serait peut-être plus exact de les désigner par l'épithète de bains *demi-liquides*. La thérapeutique utilise peu les bains solides : les plus importants sont ceux de boues minérales, de limon salé et de sable.

Les boues minérales sont des substances molles, épaisses, argileuses, et imprégnées de principes salins ou gazeux (acides sulfhydrique et carbonique) ; leur effet est le même que celui des bains, seulement elles ont une action plus active, due sans doute à ce que, sous le même volume, elles sont plus riches en éléments minéralisateurs que les eaux elles-mêmes ; de plus, la pression et

l'irritation qu'elles exercent sur les téguments paraissent plus considérables que celles de l'eau.

Les boues minérales n'ont pas été les seules employées ; car on a
vanté comme très-active la boue noire de nos rues et celle des rémou-
leurs, que l'on dit résolutive : cette dernière a surtout été employée
en application locale comme topique. Après de semblables bains, il
faut toujours se replonger dans de l'eau, pour enlever les matières
terreuses qui restent attachées à la peau.

Les bains de marc de raisins ou de marc d'olives doivent, en
grande partie, leurs propriétés médicales à la faculté qu'ils ont de
conserver pendant plusieurs jours la chaleur qui s'est développée
pendant la fermentation ; mais leur composition, très-complexe, joue
certainement aussi un rôle important dans cette action. Les bains
de fumier chaud doivent leur vogue, dans les campagnes, à un
motif analogue.

L'arénation est une sorte de bain qui consiste à placer le malade
dans une cuve pleine de sable échauffé au soleil, ou plus simplement dans un trou creusé dans le sable lui-même et à l'y laisser pendant une ou plusieurs heures. Chez les anciens, ce mode de bain a
joui d'une grande célébrité ; mais, de nos jours, il est beaucoup
moins en vigueur. Cependant, dans quelques contrées de la France,
on le prend encore : ainsi aux Sables d'Olonne, à Panassou, dans la
Dordogne, etc.

Le plâtre, la terre, la cendre, l'amidon, le son, l'avoine, et une
foule de matières sèches, échauffées à un certain degré, ont joui
des mêmes vertus que le sable et dans des circonstances à peu près
semblables.

C. Bains gazeux.

Nous arrivons maintenant à une nouvelle classe de bains beaucoup plus importante que la précédente et qui jouit d'un succès bien
mérité dans un grand nombre de maladies.

Nous avons dit précédemment que les anciens respiraient, dans les cratères des volcans, les émanations gazeuses qui s'en échappaient. Dans certaines sources acidules, il se dégage une énorme quantité d'acide carbonique : certains médecins allemands l'ont utilisé en bains et en ont retiré de bons résultats.

Les bains gazeux peuvent donc être pris dans des gaz secs ou dans des gaz humides. L'aération ou la position à l'air sec, pendant un temps plus ou moins prolongé, et l'action de l'air chaud ou du gaz sulfureux dans une étuve sèche, appartiennent à la première catégorie ; tandis que l'action de la vapeur, soit d'eau pure, soit d'eau chargée de principes médicamenteux, constitue la deuxième classe, plus connue sous le nom général de *bains de vapeur proprement dits* ou *gazéiformes*.

Lorsqu'une portion seule du corps est exposée à la vapeur, on nomme le bain *fumigation*.

Avant de pousser plus loin l'étude des bains de vapeur, quelques mots sur leur administration ne seront pas déplacés ici : je veux parler des étuves dans lesquelles on plonge le malade que l'on soumet à l'action du médicament et des moyens à l'aide desquels on peut y suppléer, lorsqu'on n'a pas de local disposé à cet effet.

Les étuves sont naturelles ou artificielles. Les premières ne sont autre chose que des souterrains ou des grottes dans lesquelles se dégagent, par des fissures, des gaz particuliers ; les vapeurs hydrosulfureuses y sont les plus abondantes : aussi rencontre-t-on de ces cavernes dans la plupart des établissements thermaux de la chaîne des Pyrénées ; à Cransac, dans l'Aveyron, où brûlent dans la montagne et naturellement le schiste et la houille, on a encore des étuves naturelles qu'alimente surtout le gaz sulfureux.

Les étuves artificielles peuvent être sèches ou humides.

La meilleure disposition à donner à une étuve sèche c'est de faire brûler, dans une pièce où l'on établit un courant d'air, plusieurs becs gazeux qui échauffent l'air, à un degré plus ou moins élevé. Quant aux étuves humides dont on se sert le plus habituellement, ce sont de vastes chambres dans lesquelles on a disposé en amphithéâtre des gradins ou bancs destinés à recevoir un certain nombre de malades; la vapeur, amenée par des tuyaux, se répand dans toute la pièce.

On se sert aussi du bain par encaissement, imaginé par Glaubert, et dont d'Arcet fit une application aux bains sulfureux que perfectionna plus tard le Dr Galès : ces bains sont destinés aussi aux vapeurs mercurielles, et l'appareil dont on se sert à cet effet se compose d'une sorte de boîte en bois fermée hermétiquement et présentant une seule ouverture pour passer la tête, qui reste à l'air libre. A l'aide de cette méthode, on prend facilement des bains, des demi-bains, et même des bains partiels. Le procédé par encaissement est surtout destiné aux fumigations de chlore, de gaz acide sulfureux, aux fumigations cinabrées, etc.

Dans ces derniers cas, il est toujours nécessaire d'entourer le cou avec un linge trempé dans une solution alcaline ou avec une peau garnie de boutons et de cordons, afin que la tête soit à l'abri de l'action irritante que ces vapeurs exercent sur les muqueuses. Disons enfin que, dans le procédé par encaissement, un tuyau apportant la vapeur et un second la laissant échapper, on comprend facilement qu'en faisant varier l'ouverture de ces tuyaux on pourra obtenir une vapeur plus ou moins dense.

Dans les hôpitaux, on donne les bains de vapeur soit dans une chambre comme celle que nous venons de décrire, soit par un mode plus simple; quand on veut administrer le bain à un seul individu, on prépare alors la vapeur hors du lit et on la conduit, à l'aide d'un tube, sous les couvertures, de manière qu'elle se répande bien également autour du malade : il est bon de maintenir, à l'aide d'un cerceau, les draps soulevés à distance de son corps.

Avant de passer outre, je veux dire quelques mots des procédés qu'on peut suivre pour faire prendre un bain de vapeur ou une fumigation, lorsque l'on n'est pas convenablement installé, ou que l'on se trouve à la campagne, en un mot dans des localité privées de toute espèce d'appareils usités en pareil cas. De tous les appareils, le plus simple consisterait en un petit fourneau et une petite bouillotte à demi pleine d'eau ; le tout serait placé sous une chaise de paille sur laquelle s'assierait le malade enveloppé d'une couverture. On pourra ainsi donner des bains de vapeur médicamenteux, en chauffant de l'eau chargée de feuilles de tabac , de belladone de laurier-cerise, en un mot d'une foule de végétaux dont l'emploi est fréquent en thérapeutique.

On a proposé encore de tirer partie de la chaleur résultant de l'extinction de la chaux pour produire de la vapeur, et la faire arriver sur le malade ; ce procédé me paraît d'un emploi moins facile que le précédent.

Les fumigations , qui ne sont autre chose que des bains de vapeur localisés , se donnent aisément par le moyen suivant : on fait le dégagement gazeux soit en chauffant la matière , soufre , cinabre , etc., soit en versant sur elle de l'eau bouillante , comme pour les plantes aromatiques ; on présente au-dessus de la vapeur qui se dégage , le membre que l'on soumet à son action , et on le recouvre avec soin , afin d'éviter une déperdition dans l'air , et en outre , pour que les vapeurs , lorsqu'elles sont nuisibles , ne puissent atteindre les voies respiratoires , les yeux , en un mot les parties les plus nuisibles de l'économie animale. M. Toogood Daming a imaginé , pour les fumigations sèches , un appareil commode , mais assez dispendieux ; aussi est-il peu employé actuellement. Il se compose d'une sorte de vase ou de cassolette en argent , dans laquelle on opère la combustion des matières , et communiquant , d'une part , au moyen d'un tube , avec la partie malade , et de l'autre avec un soufflet destiné à activer la combustion et à augmenter la quantité de vapeur.

M. le Dr Langlebert a , depuis plusieurs années , préconisé un nouveau mode de fumigations et de bains de vapeur ; il consiste à brûler des trochisques composés d'un mélange de charbon , d'azotate de potasse , et d'un mélange de gomme , avec une petite quantité de benjoin pour aromatiser. On incorpore à ce mélange des substances médicamenteuses, telles que l'iode, le cinabre, le proto-iodure de mercure , et en brûlant un ou deux de ces trochisques soit dans une chambre , au-dessous d'une chaise sur laquelle on s'assied en s'entourant d'une couverture, on peut prendre très-économiquement des bains de vapeur, d'un usage souvent dispendieux pour les gens de la classe pauvre. Le seul inconvénient que nous signalerons dans l'emploi de cette nouvelle forme de médication , c'est qu'il y a sou-vent réaction chimique des composés les uns sur les autres, et qu'on n'obtient pas les résultats que l'on attendait ; ainsi , avec un tro-chisque au cinabre, on n'a pas une fumigation de bisulfure de mer-cure , mais bien un dégagement de gaz acide sulfureux et de va-peurs mercurielles.

Examinons maintenant les principales matières qui font là base des fumigations et des bains de vapeur.

L'eau est souvent employée pure , et c'est alors, suivant la tempé-rature à laquelle on l'élève , qu'elle devient émolliente ou irritante.

Mais bien souvent l'eau n'est qu'un véhicule qui entraîne les ma-tières que l'on y mêle , matières qui seules ont une vertu thérapeu-tique : c'est ainsi qu'on la rendra émolliente avec la mauve , la gui-mauve , etc. ; narcotique, avec la plupart des solanées; stimulante, avec certaines synanthérées , armoise , absinthe , etc. ; aromatique, en choisissant les principales labiées, dont on fera à volonté varier les doses.

Enfin l'ammoniaque en petite quantité, les sulfures alcalins, l'alcool , l'éther, entraînés par la vapeur d'eau, ont été aussi indi-qués en pareil cas.

Voici donc une série nombreuse de vapeurs humides , qui ne peut encore qu'augmenter chaque jour, grâce aux progrès de la théra-peutique et aux essais nombreux qu'elle fait dans l'art de guérir.

Il me reste à parler d'une autre espèce de bain de vapeurs gé-néral ou local , que l'on peut administrer sans le secours de l'eau ; il s'agit des vapeurs sèches : le soufre, 30 grammes ; le bisulfure de mercure (cinabre), 4 à 32 grammes ; le camphre , le benjoin, le

succin, et quelques gommes-résines, projetés sur des charbons ardents,
dégagent des matières gazéiformes d'un usage utile et fréquent,
comme on peut en juger dans les hôpitaux spéciaux destinés aux
maladies de peau et aux affections syphilitiques.

On associe souvent plusieurs substances pour une même fumigation, ainsi on emploie assez fréquemment les mélanges suivants :

> Baies de genièvre.................. 250 grammes.
> Benjoin en poudre.................. 10 —

Ou bien :

> Cinabre..................... ..... 120 grammes.
> Oliban........................·... 80 —
> Calomel...........................⎫ 4 à 8 —
> Encens............................⎭

Chacun comprendra que, suivant les cas qui se présenteront, le
médecin pourra, à son gré, varier la formule de ces divers médicaments.

Ces mélanges sont quelquefois employés pour donner naissance
à un nouveau corps, ainsi dans la *fumigation de Smith ;* la réaction
de l'acide sulfurique sur l'azotate de potasse donne naissance à des
vapeurs nitreuses utilisées contre certaines affections.

Douches, immersions, irrigations.

Il est certains médicaments dont l'usage est souvent intimement
lié à celui des bains, et qui n'en diffèrent que par le mode d'administration, car les effets qu'ils produisent sur l'économie se rapprochent beaucoup de ceux des premiers : ce sont les douches, les
immersions et les irrigations ; nous les passerons donc en revue pour
terminer ce chapitre.

Toutes les fois qu'au moyen d'un tube ou conduit quelconque,
on dirige un liquide ou une vapeur sur un organe malade, on donne

ce qu'on appelle une *douche.* Suivant la direction qu'on imprimera au jet, la douche sera dite *descendante, ascendante* ou *latérale.*

Les douches varient aussi suivant le diamètre de la colonne de liquide projetée. Tantôt l'ouverture est unique, tantôt multiple et formant la pomme d'arrosoir, avec des trous d'un diamètre plus ou moins large, et en nombre plus ou moins considérable, de manière à former le bain en pluie ou en rosée. Souvent le malade ne pourrait recevoir du premier coup, sans en être iucommodé, la secousse imprimée par un jet un peu considérable; il faut donc peu à peu s'y habituer. J'ai été moi-même à l'épreuve d'un tel régime, dans une saison que j'ai passée aux eaux d'Enghien; pendant deux mois consécutifs, j'ai pris tous les deux jours une douche d'eau froide sur la région lombaire. Les premières m'ont été administrées avec un arrosoir à pomme très-fine; puis, de jour en jour, le jet devenait plus fort, la pomme plus large et à ouvertures plus grandes. A la fin de ce traitement, je recevais impunément une colonne d'eau que sans contredit il m'eût été impossible d'endurer au commencement. L'écoulement peut être aussi ménagé ou augmenté, suivant les indications prescrites. On comprendra donc de suite de quelle importance est la hauteur du jet au-dessus de la partie qu'on y expose.

Les douches ascendantes sont surtout employées pour donner des injections dans le vagin et dans le rectum; lorsque la douche est destinée au vagin, on termine le tube conducteur par une pomme d'arrosoir à trous très-fins.

On donne aussi des douches d'air sec chargé des principes médicamenteux, les résines sont les matières qu'on prescrit de préférence; c'est ainsi que dans certains catarrhes de l'oreille, on a utilement associé :

Benjoin...................... 0,25 à 0,30
Elemi........................ 0,10 à 0,20

On peut, du reste, prendre toutes les autres résines et obtenir des effets analogues à ceux de ce mélange.

Les injections ne sont qu'un diminutif des douches ; ce sont des irrigations données avec des appareils *ad hoc* ou plus simplement à l'aide de la seringue, et dirigées dans les cavités de l'économie. Nous ne nous étendrons pas davantage sur ce genre de bain local.

Enfin les immersions sont une sorte de bain qui tend à imiter ces bains à la lame qu'on donne sur les bords de la mer. Souvent on administre une immersion de la manière suivante : deux individus saisissent le malade, l'un par les pieds, l'autre sous les aisselles, et ils le plongent à plusieus reprises et pendant quelques minutes dans un bain d'eau à une température appropriée.

Les affusions tiennent à la fois des douches et des immersions; elles consistent à verser sur le malade une certaine quantité de liquide, et comme souvent le malade les prend au moment où il s'y attend le moins, on les nomme encore *bains de surprise* ou *d'ondée*.

Les bains partiels sont administrés absolument comme les bains généraux et avec les substances que nous venons de passer en revue. Les plus employés en médecine sont les *bains de siége*, les bains de mains ou *manuluves*, et les bains de pieds ou *pédiluves*. Nous nous réservons d'entrer dans les détails nécessaires sur ces diverses sortes de bains, lorsque nous nous occuperons plus spécialement des affections dans lesquelles ils ont de l'importance.

Tableau général de la classification des bains.

BAINS ENTIERS ou PARTIELS.

- **A. Bains liquides…**
  - **Bains simples…**
    - Bains d'eau douce.
      - Eau de pluie.
      - — de rivière.
      - — d'étang.
      - — de source.
      - — de puits.
    - Bains d'eau salée.
      - Eau de mer.
      - Eaux minér., natur. ou artificielles.
        - Salines.
        - Alcalines.
        - Sulfureuses.
        - Ferrugineuses.
  - **Bains composés et médicamentés.**
    - Aromatiques.
      - Plantes aromatiques.
      - Vin.
      - Alcool étendu, etc.
    - Excitants.
      - Moutarde, etc.
    - Émollients.
      - Son.
      - Amidon.
      - Fécule.
      - Petit-lait.
      - Lait, etc.
    - Fortifiants.
      - Gélatine.
      - Huile.
      - Tripes.
      - Sang.
      - Bouillon, etc.
- **B. Bains solides…**
  - Bains solides proprement dits.
    - Sable (arénation).
    - Cendre.
    - Amidon.
  - Bains demi-liquides..
    - Boues minérales.
    - Marc de raisins.
    - — d'olives.
    - De fumier chaud.
- **C. Bains gazeux ou gazéiformes.**
  - Secs………
    - Air sec (aération).
    - Mercuriels….
      - Cinabre.
      - Deutochlorure de mercure.
    - Sulfureux.
    - Iodés.
    - Résineux, etc.
  - Humides ou de vapeur proprement dits.
    - Eau simple.
    - Eau chargée de principes aromatiques ou autres.

DOUCHES.

- Entières.
- Locales. { Affusions. Irrigations. }
  - Simples….
    - Eau.
    - Vapeur.
  - Composées..
    - Eau chargée des principes divers que nous avons mentionnés dans le tableau des bains.

CHAPITRE III.

ACCESSOIRES DES BAINS.

Après les notions générales que nous venons de donner sur les diverses sortes de bains, il sera, je crois, utile de dire quelques mots sur certaines opérations qui accompagnent souvent les bains , soit dans un but purement hygiénique, soit au contraire pour produire un effet prescrit par le médecin. Nous aurons donc à passer en revue l'onction, la friction , la strigillation, l'épilation, la flagellation, le massage, le séchage, et l'une des plus importantes, sans contredit, le réchauffement.

Les onctions remontent aux temps les plus reculés : les Grecs, les Romains, se faisaient oindre par des esclaves avec des huiles ou des onguents parfumés. C'était toujours en sortant du bain qu'on pratiquait cette opération qui avait pour but d'assouplir la peau et de détruire la sécheresse , résultat inévitable d'un séjour prolongé dans l'eau. De nos jours , cette coutume existe encore, mais elle est surtout en usage chez les Orientaux. Les Égyptiens entre autres se font verser sur la tête de l'écume de savon , ils se parfument les cheveux avec l'essence de roses, et se font râper avec la ponce la peau endurcie des pieds. Les femmes y ajoutent encore un raffinement de coquetterie ; elles se noircissent les sourcils et les cils, et se teignent en rouge-aurore les ongles des pieds et des mains avec le suc du *henné (lawsonia inermis)* ; enfin elles exposent leurs vêtements à la vapeur du bois d'aloès, qui leur communique une odeur vive et pénétrante.

Les Turcs se font aussi frotter avec du savon ou de la terre argileuse, qui a la propriété d'adoucir beaucoup les téguments. Les Indiens se font encore épiler et raser ; mais ce qui distingue surtout les bains chez ce dernier peuple, c'est le *massage,* qui s'est depuis répandu en Europe et dont certaines personnes ont retiré de bons résultats. Voici en quoi consiste cette pratique : un des serviteurs du bain vous étend sur une planche, il vous arrose d'eau chaude, vous presse tout le corps, qu'il vous pétrit dans tous les sens; il vous fait craquer les articulations, s'agenouille sur vos reins, vous retourne sur le ventre, vous frappe fortement sur les épaules, et, en un mot, sur toutes les parties les plus charnues du corps, puis il vous frotte vigoureusement avec un gant de crin. Cette opération terminée, on éprouve un bien-être indéfinissable, et, au lieu d'une fatigue excessive à laquelle on aurait pu s'attendre, on est tout étonné de se trouver léger et dispos, avec la peau souple, la circulation plus activée, et tous les tissus agréablement surexcités.

Les Russes ont une coutume à peu près analogue : pendant le bain, on vous étend sur un matelas de paille, on vous fouette fortement avec des verges de bouleau ramollies dans l'eau, et lorsqu'on a produit sur tout votre être une surexcitation générale, on vous soumet à l'effet sédatif de l'affusion d'eau froide.

Les frictions se font avec des étoffes de laine, des gants de peau de chèvre, des éponges, des brosses de drap, de flanelle ou de crin, et enfin avec le *strigille,* grattoir de corne ou d'ivoire ou d'un métal plus ou moins précieux avec lequel on racle la peau.

Mais, de toutes ces opérations, pas une n'est indispensable; elles ne sont guère qu'une mode ou une habitude dont l'usage n'est pas absolu. Il n'en est pas de même du séchage du corps après la sortie de l'eau et du réchauffement, opération des plus importantes dans l'art des bains, et dont personne ne contestera l'utilité en songeant aux inconvénients, que dis-je, aux dangers, si graves quelquefois, qui peuvent survenir lorsque le corps, étant ainsi tout humide, se trouve subir l'influence d'un refroidissement.

Lorsqu'on sort d'un bain froid, pendant la belle saison, on se sèche aux rayons du soleil ; d'ailleurs les conditions de température dans lesquelles on se trouve alors permettent à l'eau de s'évaporer rapidement, et de plus, la présence d'un peu d'humidité sur le corps n'est pas nuisible et ne tarde pas à disparaître ; mais, lorsqu'on se baigne en hiver et dans une baignoire, les circonstances ne sont plus les mêmes ; il faut donc s'envelopper fortement d'avance dans une étuve sèche portée à une haute température, s'essuyer avec soin pour enlever toute l'humidité qui adhère à la peau, et lorsque le corps est bien sec, se couvrir chaudement et éviter autant que possible toute espèce de refroidissement.

Ce réchauffement est une chose si importante à noter, et souvent si difficile à obtenir, même au moyen des linges chauds, qu'on emploie encore d'autres moyens pour y arriver. Dans la plupart des bains de mer, et lorsque la saison est un peu avancée, on a toujours soin de vous faire prendre, en sortant de l'eau, un pédiluve ou un manuluve à une haute température, afin de ramener la chaleur du centre aux extrémités, et de produire une réaction favorable sur toute l'économie.

CHAPITRE IV.

TEMPÉRATURE ET DURÉE DES BAINS.

La température des bains est, comme on le comprend facilement, d'une utilité incontestable tant au point de vue hygiénique qu'à celui de la thérapeutique. Suivant le degré plus ou moins élevé du liquide dans lequel on plonge la partie malade, on obtiendra des résultats divers ; les systèmes circulatoire, respiratoire et nerveux, la peau, les muqueuses, recevront des impressions variées, que nous mentionnerons avec détail, et dont l'effet pourra servir de guide dans le traitement d'affections très-diverses.

Classer les bains d'après leur température n'est pas chose facile. Tel individu en effet trouvera chaud un bain qui, pour un autre, serait à peine tiède ; tel autre au contraire pourra impunément se plonger dans de l'eau à quelques degrés au-dessus de 0, sans en éprouver plus de malaise, qui serait en proie à une surexcitation et à une congestion du sang vers la tête ou la poitrine, s'il restait dans un bain à 30° R. (37°,50 c.).

Les idiosyncrasies jouent donc un rôle des plus importants au point de vue que nous considérons dans ce moment, et le médecin, mieux que tout autre, devra parfaitement connaître la nature de son malade dans la prescription qu'il lui fera de telle ou telle sorte de bain.

L'éducation, le train de vie habituel, les occupations journalières, modifient aussi sensiblement les aptitudes des individus à supporter plus ou moins telle ou telle température. Les membranes tégumentaires ne sont-elles pas, par suite d'un travail manuel excessif et continuel, endurcies de manière à supporter la chaleur bien mieux que la peau fine et douce d'une personne adonnée aux travaux de l'esprit ou à une vie sédentaire et oisive ?

En général, les individus d'un tempérament nerveux et sanguin supportent difficilement une température supérieure à 24 ou 25° R. (30 à 32 c.) ; les sujets lymphatiques au contraire résistent à une chaleur de 28 ou 29° R. (35 à 37 c.).

Néanmoins, comme ces phénomènes variés constituent plutôt l'exception que la règle, nous diviserons, à l'instar de tous les auteurs, les bains en plusieurs classes, assignant à chacune d'elles la température qui produit un effet à peu près identique sur le plus grand nombre des individus, nous réservant toutefois de citer, s'il y a lieu, les exceptions chez lesquelles les phénomènes sont différents de ceux qu'on observe dans la majorité des cas.

Généralement on se sert, pour calculer la température des bains, du thermomètre, gradué selon Réaumur ; mais, comme aujourd'hui bien des auteurs adoptent l'échelle centigrade, j'ai pensé qu'il serait utile, pour faire cesser autant que possible les causes d'erreurs auxquelles on est exposé, de ramener toutes les températures à la graduation décimale, en ayant soin toutefois de mettre continuellement en regard les valeurs prises dans la première graduation.

Bien que la température, en passant d'un degré au suivant, soit sensiblement la même, et que de l'eau à 20° par exemple diffère bien peu de celle dans laquelle le thermomètre accuse 21°, nous n'en conviendrons pas moins de choisir les limites suivantes et de diviser ainsi qu'il suit nos bains selon leur degré de chaleur :

	Réaumur.	Centigrade.
Très-froids............	0 à 10	0 à 12,50
Froids................	10 à 15	12,50 à 18,75
Frais	15 à 20	18,75 à 25
Tempérés	20 à 25	25 à 31,25
Chauds	25 à 30	31,25 à 37,50
Très-chauds..........	30 à 35	37,50 à 43,75

Il est bien rare que l'on élève la température plus haut que 35° R. ; car, passé cette limite, on peut craindre une rubéfaction avec vésication et phlyctènes, surtout si on prolonge la durée de l'immersion. Ces bains très-chauds sont d'un emploi fort utile dans les cas où le refroidissement des extrémités peut faire appréhender une issue funeste et prochaine. J'ai vu plusieurs cas de choléra parfaitement guéris par l'emploi de ces bains à une haute température (clinique de M. le professeur Rostan, 1854).

La température du liquide peut n'être pas la même pendant tout le temps que dure le bain ; dans certaines circonstances, on l'augmente graduellement : ainsi dans l'emploi des pédiluves sinapisés ou à la cendre, on l'élève peu à peu à une température que l'on n'aurait pu supporter difficilement du premier coup. Disons toutefois, comme remarque, que la haute température est moins avantageuse pour les bains de moutarde, parce que l'huile volatile se développe beaucoup moins vite et plus difficilement. D'autres fois, on abaisse graduellement la température du liquide, pour ne pas saisir trop brusquement le malade ; cette méthode est généralement suivie dans l'administration des affusions froides. Le premier jour, on prend ordinairement de l'eau à 15 ou 18° ; le lendemain, on la choisira à 12, puis à 10, et enfin on pourra la prendre plus froide encore pour rendre ce passage de l'eau tiède à l'eau froide plus graduel ; il n'y a là qu'une question de temps.

L'affusion, avons-nous dit dans un chapitre précédent, peut se faire de deux manières : ou bien le malade est dans une baignoire vide, ou bien il est plongé dans de l'eau à une température donnée. On pourra donc, suivant les cas qui se présenteront, donner l'affusion avec l'eau même de la baignoire ou avec de l'eau à une température inférieure.

Nous avons vu employer la première méthode chez un jeune homme, du service de M. Trousseau, atteint de fièvre typhoïde. Les symptômes ataxiques étaient si graves chez ce malade, que, dès le quatrième jour, il se trouvait dans une sorte de coma perpétuel ; la première affusion sembla lui procurer un soulagement bien léger, car ce ne fut qu'une lueur passagère, et le sixième jour de la maladie il fut emporté. Dans l'éclampsie des femmes en couches, la malade étant dans de l'eau à 25° R. (31°,25 c.), on lui en verse sur la tête, qui n'est qu'à 20 ou 22° R. (25 à 30° c.). Cette pratique réussit bien encore dans le cas de céphalées opiniâtres, de dyspepsie et de vomissements, qui accompagnent si souvent la surexcitation nerveuse dans certaines ophthalmies.

Les bains sulfureux se donnent aussi à des températures variées, suivant les effets qu'on en veut obtenir. On peut les employer comme émollients à 35 ou 37° c., comme excitants à 40°, et enfin comme irritants de 42 à 45° ; dans ce dernier cas, l'irritation est extrêmement énergique.

Dans les bains d'eaux minérales naturelles, la température habituelle à laquelle on les donne varie entre 27 ou 28° R. (34 ou 35° c.). Si cette température est plus basse, on dit que le bain est frais ; est-elle supérieure à 30° R. (35°,26 c.), c'est un bain chaud.

On cherchera, dans les bains sulfureux artificiels, à obtenir des

températures aussi identiques que possible avec les bains naturels,
afin d'avôir des résultats analogues : ainsi on donne généralement
un bain frais à 25 ou 26° R. (31°,25 à 32°,50 c.). Dans certaines affections nerveuses, comme la chorée, l'hystérie, on les prendra à
une température plus élevée, de même dans les intoxications saturnines et dans les affections chroniques de poitrine.

Quant aux bains acides, on les donne ordinairement de 28 à 30° R.
(35 à 37° c.); ils sont du reste d'un usage très-restreint.

Les bains alcalins, que l'on tempère ordinairement avec quelques
matières adoucissantes, fécule, amidon, gélatine, son, etc., se pren-
nent aussi de 28 à 30° R. (35 à 37° c.); il est rare qu'on en abaisse
la température.

Arrivons maintenant aux bains de vapeurs, et voyons comment
peut varier la température dans leur administration. Lorsqu'on les
prend dans une étuve, on supporte ordinairement 27 à 33° R. (33°,75
à 41°,25 c.). Voilà la température d'un bain de vapeur humide pris
par encaissement; la respiration y est encore sensiblement normale
chez le plus grand nombre des individus. Si on augmente la chaleur
de l'étuve, on arrive alors à la rubéfaction, à la vésication, en un
mot à une série de phénomènes qu'on ne produit que dans des circonstances rares.

Dans certaines piscines d'établissements thermaux, à Bains-à-l'Air,
à Amélie-les-Bains, à Aix (en Savoie), etc., la température est graduée
et varie de la manière suivante :

1re pièce, tiède...............	26° c.
2e pièce, tempérée...........	27 à 28°
3e pièce, chaude.............	29°

Comme on le voit ici, ces dénominations de tiède, tempérée,
chaude, ne sont que relatives et nullement absolues.

On peut élever beaucoup plus haut le degré des bains de vapeurs sèches. On peut les supporter entre 40 et 55° R. (50 à 68°,75 c.);
mais cette limite ne convient qu'à quelques individus d'un tempérament faible ou lymphatique. A 30° R. (37°,50 c.) la respiration est
plus fréquente, mais ne devient pas plus laborieuse pour le malade.

Les douches, tant d'eau que de vapeurs, se donnent aux mêmes températures que les bains correspondants, c'est-à-dire que dans le cas par exemple où l'on voudra obtenir un effet révulsif puissant dans un point de l'économie, on pourra y diriger un jet de vapeur de 35 à 40° R. (43, 75 à 50 c.), plus chaud même si on veut obtenir un effet plus prononcé. Nous avons vu un cas de ce genre chez M. Rostan, c'est celui d'une femme atteinte d'ascite après une péritonique subaiguë. Chaque jour on lui a donné sur le ventre une douche de vapeur pour y rappeler la transpiration, et dès que cette dernière reparaissait, elle en ressentait un soulagement manifeste.

Encore un mot à propos de la température des affusions : il est important que l'eau versée soit toujours plus froide que le corps du malade. A ce sujet, je noterai une bonne précaution à prendre dans les bains d'ondée, surtout quand on les donne sur la tête à de jeunes femmes ou filles d'une nature faible et délicate : c'est de leur couvrir la poitrine et les épaules d'une sorte de pèlerine ou manteau en taffetas gommé, qui amortisse le choc du liquide versé brusquement.

Il ne nous reste plus à dire que quelques mots sur les bains et les douches alternés, dans lesquels une action révulsive est immédiatement suivie d'un état sédatif. Examinons donc ce qu'on appelle *bain russe* et *douches écossaises.*

Le bain russe consiste à placer le malade dans une étuve, qu'on porte à 40 ou 45° R. (50 à 56° 25 c.). Les phénomènes de sudation ne tardent pas à se montrer, la sueur ruisselle sur tout le corps de l'individu, tous les membres sont fatigués et rompus par cette transpiration excessive et poussée à l'excès, et la tête est fortement congestionnée. C'est dans ce moment qu'on verse sur le malade une pluie d'eau à 8 à 10° R. (10 à 12, 50° c.). Un bien-être inexprimable vient remplacer l'angoisse qu'il éprouvait quelques minutes auparavant, et il sort de son bain soulagé et dispos, la tête légère, et toutes les articulations libres et souples. Il ne faut pas oublier pourtant de signaler que l'abus de ces bains en Russie cause tous les ans des accidents très-fâcheux.

On peut facilement obtenir un bain russe par le procédé suivant : on chauffe au rouge blanc des cailloux sur lesquels on projette de l'eau soit pure, soit chargée de principes variés, ou même de matières solides, benjoin, élémi, térébenthine, etc.; il se fait immédiatement un dégagement de vapeur à 60 ou 70° R. (75 à 88° c.). On ne peut supporter cette chaleur que quelques minutes à peine, et on la remplace aussitôt par l'affusion d'eau froide.

La douche écossaise se rapproche beaucoup du bain russe ; elle consiste en une série de douches chaudes et froides, qui se succèdent à plusieurs reprises. En 20 ou 30 secondes, on fait varier brusquement la température de 25 à 35 ou 45°, et réciproquement.

Les bains de vapeurs autres que la vapeur d'eau peuvent aussi varier en température ; je citerai seulement les bains de chlore sec ou humide, qu'on prend ordinairement entre 32 et 36° R. (40 à 45° c.); et enfin certains bains secs de vapeurs térébenthinées qu'on a donnés même à 64° R. (80° c.).

Durée.

La question de durée est pour ainsi dire inséparable de celle de température ; car tel bain pris pendant quelques minutes seulement produira sur l'organisme un effet tout différent de celui qui, pris avec de l'eau ou de la vapeur, dans les mêmes circonstances, aura duré beaucoup plus longtemps, toutes circonstances d'ailleurs restant les mêmes.

Je diviserai les bains, suivant leur durée, en bains de très-courte et moyenne durée, et en bains de longue durée ou bains prolongés.

1° Les bains de très-courte durée sont ordinairement des bains ou très-froids ou très-chauds, et cela se comprend d'avance, quand on se rappelle les considérations que nous avons émises en parlant de la température. Dans quelques cas, l'action ne dure que quelques secondes ou quelques minutes, surtout dans les bains d'ondée, dans les affusions froides et les immersions. L'immersion dure environ

2 minutes; souvent on la répète à plusieurs reprises, comme dans le cas où on y plonge le malade cinq ou six fois de suite dans l'espace de 10 minutes.

Quand la température de l'eau est un peu plus élevée, on peut y séjourner plus longtemps; ainsi on restera impunément dans un bain à 18, 20, 22° R. (22°,5, 25, 27°,5 c.) pendant 15 à 20 minutes. Ce bain, qui est antispasmodique quand il n'est pas trop prolongé, agit tout différemment quand on le continue plus longtemps, et il peut devenir tout à fait stupéfiant. C'est ce qu'on remarque facilement dans les bains de rivière; on peut y rester une heure ou une heure et demie sans sortir de l'eau, mais avec la condition d'être toujours en mouvement et de se donner le plus d'exercice possible, sans quoi on ressent bientôt un refroidissement, accompagné d'un tremblement des membres, d'un claquement de dents, et qui présente des phénomènes tout à fait caractéristiques, dont nous apprécierons toute l'importance dans une autre partie de ce travail.

On peut prendre un bain très-froid (à 4 ou 6° R., 5 à 7°,50 c.) pendant plusieurs heures; mais on devra pratiquer des frictions presque continuellement, et si le bain est partiel, il faut avoir soin de tenir très-chaudement la partie du corps qui n'est pas dans l'eau.

Les bains très-chauds, dont les effets se rapprochent beaucoup de ceux des bains très-froids, quand ils sont prolongés, ont une action essentiellement différente quand on en restreint l'usage à quelques minutes seulement; ils peuvent donc aussi être appropriés à des circonstances très-variées. Dans les cas de choléra où nous les avons vu employer pour ranimer la chaleur à peu près perdue des malades qu'on y plongeait, la durée était ordinairement de 10 à 15 minutes au plus.

Les bains de moyenne durée sont les plus fréquemment employés, ils font tous partie de la classe des bains tièdes ou du moins de ceux dont la température oscille entre 18 et 28° R. (22°,50 et 35° c.). Nous rangerons parmi eux les bains de propreté, qui, pour la plupart des individus, durent de trois quarts d'heure à une heure, et qui, après ce laps de temps, procurent un soulagement des plus manifestes. Toutes les fois donc qu'avec un bain simple ou un bain médicamenteux on voudra obtenir un effet calmant, on le prendra toujours dans des conditions moyennes de température et de durée.

En général, le bain frais doit être moins long que le bain tiède ; ce dernier, qui est si calmant d'abord., porte bientôt au sommeil et cause des frissons souvent désagréables et même douloureux.

Certains médecins ont beaucoup préconisé les bains prolongés, il en est même qui ont fait de cette méthode une panacée universelle, et ils prétendaient retirer d'excellents effets d'immersions prolongées pendant 12, 24, 36 heures même. Hâtons-nous de dire que si, dans un semblable traitement, on peut avoir de bons résultats, il faut faire aussi la part de l'exagération qui a guidé certains praticiens et agir plutôt dans des limites plus modérées. Il est encore des localités où les bains prolongés sont en grande faveur ; aux eaux de Louesche par exemple, ce mode est généralement suivi. Le bain prolongé n'est pas toujours basé sur le même principe : ainsi les uns recommandent, pendant tout le temps que doit durer l'immersion, une haute température ; tandis que d'autres au contraire rafraîchissent sans cesse l'eau de la baignoire, à mesure que la chaleur animale perdue par le malade tend à élever le degré du liquide.

On a vu des douleurs, rebelles à toute espèce de traitement dirigé contre elles, céder à des immersions continuées pendant 5 ou 6 heures de suite.

Les bains prolongés et les irrigations d'eau à 28° R. (35° c.) ont produit de très-bons résultats dans certains cas de folie et de manie aiguë ; la durée *maximum,* dans les observations recueillies, a été de 12 à 15 heures.

Mais c'est surtout sous forme d'irrigation que l'action prolongée de l'eau a le plus d'influence sur les tissus, et dans les cas de brûlure, un courant continuel d'eau froide pendant 24 ou 48 heures, en modifiant la vitalité des tissus, retarde et régularise en même temps le travail de la cicatrisation. Attaché, pendant deux anné es

au service de M. le professeur Jobert de Lamballe, j'ai été à même
de vérifier ce fait dans plusieurs cas de brûlures graves. Je citerai,
à cette occasion, un exemple intéressant qui montre combien il est
important souvent de retarder la cicatrisation ou d'en surveiller les
progrès, lorsque la marche en est rapide, et d'éviter ainsi la formation de ces brides difformes, qui ne sont trop souvent, hélas !
que le résultat d'une réparation trop brusque des surfaces profon-
dément brûlées. Au printemps de l'année 1851, était couché, au n° 4
de la salle Saint-Côme (Hôtel-Dieu), un ancien militaire de l'armée
d'Afrique, qui présentait une difformité très-grande du membre su-
périeur gauche. Le bras avait été brûlé fortement, et après quelques jours de suppuration, on le lui avait mis trop tôt en écharpe ;
le travail réparateur s'était exécuté en formant une sorte de mem-
brane joignant le bras à l'avant-bras et empêchant l'extension complète de ce dernier. La section de cette bride fut nécessaire pour
rappeler le mouvement ; l'opération autoplastique réussit parfaitement, la cicatrisation fut obtenue cette fois sans aucune difformité,
et le malade sortait au bout de deux mois, complétement guéri.
N'est-il pas présumable que la cicatrisation, sagement conduite au
début, et surveillée attentivement chez un malade, ralentie par
l'action sédative de l'eau froide, eût bien réussi la première fois, et
n'eût pas nécessité une opération grave et douloureuse, comme celle
qui s'en est suivie ?

Dans les plaies par déchirement, l'immersion prolongée dans l'eau
froide calme et soulage rapidement le malade ; quelques auteurs ont
même avoué que dans des cas pareils, une immersion de 15 à 20 jours
du membre mutilé dans de l'eau froide pourrait toujours rendre
inutile une amputation.

Dans certains établissements d'eaux minérales, on entretient, pendant toute la durée du bain, un courant continuel d'eau à une température constante : par cela même, les gaz et la température ne
varient pas pendant tout le temps du bain, et les effets qu'on en
attend sont beaucoup plus certains que lorsque, les bains étant pris

dans une baignoire, il y a une continuelle variation dans la nature et le degré de l'eau minérale employée.

Pour ce qui est des douches, leur durée change peu ; elle est en général de 10 à 20 minutes, il est rare que l'on excède ce point, mais il arrive souvent qu'on ne l'atteint pas. Ainsi, bien souvent, les douches ne durent que 4 ou 5 minutes : elles ont alors peu d'action et ne sont données que pour préparer en quelque sorte le malade à supporter facilement ce nouveau genre de médication, auquel il n'est pas encore habitué.

En résumé nous dirons, pour ce qui concerne la durée des bains, qu'elle doit toujours être réglée selon la température et selon l'effet qu'on veut produire ; en outre que l'idiosyncrasie des malades joue aussi un rôle important, et que c'est à la sagacité du médecin à voir quelles précautions il doit apporter à l'emploi d'un remède souvent si vulgaire et souvent aussi d'une application si utile !

CHAPITRE V.

EFFETS GÉNÉRAUX DES BAINS ET DES DOUCHES SOIT LIQUIDES, SOIT GAZEUX, SUR LA PEAU, LES MUQUEUSES, LE SYSTÈME NERVEUX, LES PRINCIPALES FONCTIONS, RESPIRATION, CIRCULATION, DIGESTION.

EFFETS DES BAINS.

Dans ce chapitre, nous continuerons à adopter la classification que nous avons choisie, et nous étudierons sucessivement les effets produits par chaque espèce de bains, en ayant soin de tenir compte des circonstances de durée. Nous insisterons avec quelques détails sur les sensations diverses dues à l'introduction dans l'eau du bain de telle ou telle substance médicamenteuse, etc. ; nous limiterons cette étude à l'action des bains sulfureux, alcalins, salés, et de vapeur, les seuls dont on fasse usage dans les hôpitaux ; nous indiquerons seulement quelques faits généraux sur l'action des autres bains médicamenteux, que l'on administre rarement et dont nous n'avons eu sous les yeux que peu d'exemples.

La première sensation qu'on éprouve dans un bain très-froid (0 à 10 R., 0 à 12°, 50 c.) est pénible : un frisson intense, suivi d'une contraction spasmodique de la peau, est le premier phénomène qui se manifeste ; bientôt la peau se décolore et se contracte ; les membres diminuent de volume, se roidissent, et deviennent le siége de crampes plus ou moins douloureuses ; le jeu des articulations est moins facile : les jointures ont perdu l'élasticité dont elles sont douées dans l'état normal.

La respiration est gênée, douloureuse ; souvent la parole est entrecoupée, la suffocation est extrême ; le pouls devient petit, concentré et violent ; le cœur bat fortement ; les lèvres sont violettes, les yeux caves et renfoncés ; un tremblement continuel se déclare, et les dents claquent les unes sur les autres. Mais ce n'est pas tout, à ces phénomènes s'en joignent bientôt une série d'autres : une céphalalgie opiniâtre ; des douleurs stomacales, lancinantes ; une constriction pénible à l'épigastre, puis des nausées, la bouche amère, et enfin d'abondantes déjections par haut et par bas. Les organes génito-urinaires sont amincis, sans force, et la sécrétion urinaire est sensiblement augmentée, tandis que la sécrétion cutanée a notablement diminué. En résumé un malaise des plus marqués est la suite des bains très-froids, qui, prolongés, peuvent amener une perturbation telle dans l'économie que la stupéfaction en est le dernier terme.

Entre 12,50 et 19° c. (10 à 15 R.), les phénomènes qui se passent sont à peu près les mêmes que les précédents ; seulement ils existent avec moins d'intensité : le frisson ne détermine généralement que cette horripilation nommée vulgairement *chair de poule* ;

la respiration est un peu gênée, surtout dans les premiers moments, et le pouls, sensiblement diminué, se ralentit; enfin les organes génitaux sont sans vigueur et dans une véritable atonie. Mais ces effets sont de courte durée, surtout si on prend de l'exercice pendant le bain. Une réaction se manifeste bientôt, une surexcitation se passe dans tout notre être; la peau reprend peu à peu sa couleur; les muqueuses, celles des lèvres principalement, quittent cette teinte violacée qu'elles avaient affectée d'abord et redeviennent rosées; le pouls reprend de la force et le nombre des pulsations augmente. Enfin, si dans ce moment on sort du bain, on éprouve une sensation de bien-être et de chaleur; mais, si on reste plus longtemps dans l'eau, un nouvel engourdissement succède à cet état passager de surexcitation, le tremblement augmente, et il s'ensuit, le plus souvent, un malaise avec des douleurs de ventre et de fortes coliques. Il faut surtout craindre, dans ce genre de bains, la suppression de la transpiration et l'apparition de la diarrhée, qui trop souvent en est la conséquence, et qui, dans des temps d'épidémie d'affections intestinales, peut être suivie des accidents les plus terribles.

Entre 19 et 25° c. (15 à 20° R.), l'effet produit par le bain est tonique, les membres sont souples et les mouvements faciles, la circulation est normale, la digestion s'opère sans embarras, l'appétit augmente, et lorsqu'on sort de ce bain, la peau est lisse et douce au toucher. Ce sont là les effets que donne le bain froid de rivière pris pendant la belle saison et lorsque la température de l'eau est sensiblement de 18 à 22° c.

Le bain de propreté et de repos se prend d'habitude entre 20 à 25° R. (25 à 31°,15 c.). C'est le bain tempéré qui fait éprouver les sensations suivantes : dès les premiers instants de l'immersion, on éprouve un sentiment de bien-être, une chaleur agréable se répand dans toute l'économie, la peau se ramollit et devient plus souple, les pores perdent la matière grasse qui les remplit. Les envies d'uriner sont fréquentes; le pouls, dans certains cas, reste normal; dans d'autres, il se ralentit un peu, et si on prolonge ce bain pendant plus d'une heure, il est rare qu'on ne sente pas une tendance au sommeil. En sortant de ce bain, on ressent un léger sentiment de froid, qui disparaît dès qu'on s'est enveloppé de linges chauds ou de couvertures de laine, et qu'on s'est convenablement essuyé.

Le bain de 25 à 30° R. (31°,25 à 37°,50 c.) fait éprouver un sentiment de chaleur dès qu'on y entre; la peau se gonfle, rougit et devient chaude, puis, à la fin, elle se ride et se ramollit; les fibres musculaires se détendent, le volume du corps augmente sensiblement; la face est vultueuse et souvent violacée, surtout chez les individus pléthoriques. Le pouls est ralenti, et cet effet est en raison directe de la longueur de l'immersion; la respiration est également moins rapide. Chez d'autres malades, le ralentissement de ces deux fonctions n'a lieu qu'au sortir du bain, et pendant l'immersion, au contraire, ces deux facultés sont légèrement augmentées. Il y a absence totale de la soif dans un tel bain. L'urine est rejetée en quantité abondante, et les parties génitales sont souvent gonflées et rouges. C'est surtout dans un semblable bain prolongé que le sommeil s'empare du malade et le plonge dans un assoupissement complet.

Après en être sorti, le corps est couvert d'un sueur abondante.

Suivant la durée de ce bain, l'effet est varié. Ainsi, quand il est prolongé, il laisse au corps une certaine faiblesse, l'estomac digère difficilement, une longue marche devient pénible, les facultés intellectuelles elles-mêmes sont obscurcies et comme languissantes; en un mot, l'effet est débilitant. Si, au contraire, on sort d'un tel bain avant que la quantité de sueur perdue ait été trop abondante, la réaction provoquée lui donne un effet tonique.

Le bain très-chaud, de 37°,50 à 44° c. (30 à 35° R.) produit des phénomènes analogues à ceux du bain très-froid : horripilation de la peau, gonflement et coloration intense de la face, injection des yeux, battements brusques des artères carotides et temporales, anxiété extrême du malade, respiration presque impossible. Le

pouls monte jusqu'à 115, 118, 120 pulsations à la minute, une céphalalgie des plus intenses se déclare, la fatigue est extrême ; bientôt il survient des vertiges, des convulsions, des palpitations de
cœur, une véritable congestion, et dans quelques cas même, la
syncope. C'est surtout dans ce bain, employé rarement, à la vé-
rité, que la durée doit être très-ménagée ; il est rare en effet qu'un
malade puisse le supporter plus de dix ou douze minutes.

Pour nous résumer, nous dirons que, d'après ce qui vient d'être
dit précédemment, l'action des bains·est éminemment variable,
suivant les conditions de température et de durée ; que lorsqu'ils
sont admissibles dans des circonstances toutes dissemblables, ils
peuvent conduire aux mêmes résultats, en produisant des phénomènes physiologiques tout à fait distincts. Ainsi un bain très-chaud
et un bain très-froid, pris tous deux pendant un temps très-court,
sont *révulsifs*. Le premier, d'une manière directe, c'est-à-dire qu'il
exerce son action sur la circulation générale, et transmet son effet
du centre de l'économie à la périphérie ; la couleur rouge des téguments indique parfaitement cette injection des vaisseaux capillaires.
Le bain très-froid, au contraire, cause un effet tout différent, l'action est *répercussive* ; il y a d'abord reflux du sang, des parois ex-
ternes au centre de l'organisme, la décoloration de la peau et des
muqueuses en est le meilleur indice.

Si on prolonge l'action de ces deux sortes de bain, ils deviennent
hyposthénisants ; le bain très-chaud, par une congestion prolongée,
le bain très-froid, au contraire, par un arrêt de la réaction.

Il va sans dire que non-seulement le bain d'eau douce, mais encore les bains médicamenteux, élevés à ces différents degrés de température, produisent les phénomènes généraux que nous venons
d'indiquer ; seulement, comme les principes qu'ils renferment ont
aussi une action particulière, nous allons consacrer à leur étude
un chapitre à part, et nous pourrons ainsi établir un parallèle entre
ces diverses sortes d'agents médicamenteux.

Occupons-nous donc d'abord des bains sulfureux, qui sont dans la pratique d'un usage si étendu et si justement mérité.

Bains sulfureux.

En parlant du bain frais, nous avons dit que si le bain est prolongé un peu longtemps, au lieu de ressentir cette souplesse et cette élasticité qui rendent le corps si dispos, on éprouve au contraire une pesanteur générale, la respiration est gênée, et l'appétit est remplacé par un dégoût de toute substance alimentaire.

Les bains minéraux diminuent beaucoup ces inconvénients, les principes qu'ils tiennent en dissolution déterminent sur la peau une légère excitation qui contre-balance les autres effets produits; mais cette influence des composés minéralisateurs, si bien constatée pour les bains à une basse température, n'a pas été remarquée d'une manière aussi tranchée pour les bains chauds, et on a vu que les effets produits à 35° R. (44° c.) étaient les mêmes, quelle que fût la nature de l'eau employée.

L'eau qui agit sur la peau en sollicite l'exhalation, excite certaines sécrétions, surtout celle des urines, et on a remarqué avec justesse que l'action est bien plus manifeste chez la femme et chez l'enfant, dont les tissus ont une finesse beaucoup plus facilement impressionnable.

Le bains sulfureux adoucissent la peau et font diparaître l'éréthisme; aussi, dès qu'on est sorti de l'eau, les téguments sont-ils gonflés, la peau onctueuse et comme recouverte d'une couche savonneuse. J'ai été à même de calculer sur moi-même l'effet dû à cette onctuosité, et j'ai toujours remarqué que la peau restait douce et luisante environ une heure et demie à deux heures après le bain.

La matière glaireuse désignée sous le nom de *glairine*, et qui est si abondante dans certaines eaux sulfureuses, paraît en tempérer l'action; c'est à elle surtout qu'est due cette sensation d'onctuosité qui déterge la peau, l'adoucit, et rend la perspiration plus facile.

D'après Anglada, l'onctuosité serait en partie due à la présence du sous-carbonate de soude (Patissier et Boutron, *Manuel des eaux minérales*). Dans les bains artificiels que l'on donne dans nos hôpitaux, la gélatine que l'on ajoute joue en partie le rôle de cette glairine, et l'action peut en être plus ou moins modifiée, suivant la quantité ajoutée au bain.

Pris dans une piscine, les bains sulfureux ont beaucoup plus d'action que ceux qu'on administre dans une baignoire : à température égale, ils fatiguent moins que ceux d'eau ordinaire, à la condition toutefois de n'être pas trop prolongés.

L'action des bains sulfureux sur la circulation est très-active ; le pouls est accéléré, les téguments sont plus ou moins colorés, les palpitations de cœur assez fréquentes ; la respiration y est facilitée, mais le système nerveux est fortement surexcité, l'action délétère du gaz sulfhydrique en est la seule cause ; aussi, empressons-nous de le dire, la durée des bains et des douches sulfureuses doit être moins longue que celle des bains d'eau ordinaire, et un contact prolongé dans les conditions d'un bain sulfureux pris dans une salle où l'air ne se renouvellerait pas facilement, pourrait entraîner à de fâcheux accidents. Il faut pourtant faire observer que quelquefois on se trouve très-bien, pour certains malades, d'avoir à leur faire respirer un air chargé de quelques vapeurs sulfhydriques.

Les organes génito-urinaires sont stimulés sous l'influence des bains sulfureux, et ils sont sensiblement excités ; les fonctions sont stimulées, les urines sont plus abondantes, sédimenteuses (Chenu, *Action thérapeutique des eaux minérales*).

Notons un phénomène des plus remarquables qui caractérise l'action de ces bains, c'est cet effet révulsif avec éruption de furoncles, d'anthrax, ou quelquefois de petites élevures rouges, qui simulent très-bien celles de la miliaire, de l'urticaire ou de la scarlatine. Cette éruption est toujours accompagnée d'un prurit qui peut varier selon la nature du liquide ; le pouls devient plus fréquent ; en un mot, les bains sulfureux produisent une sorte de fièvre artificielle avec dérivation critique et élimination du côté des surfaces tégumentaires. C'est un phénomène auquel on donne le nom de *poussée ;* nous le définirons ainsi : une fluxion vive vers la peau avec formation de papules et de petites vésicules douloureuses et confluentes. La *poussée* varie beaucoup suivant les idiosyncrasies : ainsi chez les uns, elle se montre très-vite; chez d'autres, il faut prolonger le bain pendant plusieurs heures avec une température élevée de 40 à 41° c. (32 à 33° R.). Ces bains prolongés sont, ainsi que je l'ai mentionné plus haut, suivis d'accidents graves; il faut donc infiniment mieux, dans bien des cas, en proscrire l'usage et les remplacer par les douches. La douche, en effet, ne dure que quelques minutes ; elle n'occasionne pas la pléthore que nous signalions plus haut, mais elle donne à la peau une excitation des plus rapides et souvent des plus énergiques.

Il est encore certaines conditions très-importantes dans l'usage des eaux sulfureuses. Leur action est beaucoup plus puissante sur les lieux mêmes, à cause de l'atmosphère sulfureuse qui y règne, et plus la température sera élevée, plus l'excitation sera considérable.

La constitution de l'air a une grande influence sur les mouvements critiques, aussi pendant cette médication doit-on sans cesse tenir compte de la température et de la saison. Les temps chauds et humides favorisent souvent le développement de diarrhées, de dysenteries; dans les temps chauds et secs, au contraire, on a à craindre des sueurs abondantes ou des éruptions exanthématiques. On est donc souvent obligé, dans ces circonstances, de mitiger l'action trop excitante de ces eaux en les mêlant avec de l'eau douce.

Suivant les effets qu'on veut produire dans l'administration des bains sulfureux, on fait varier leur température ; ainsi lorsqu'on veut rappeler la transpiration ou raviver les chairs tombées dans l'atonie, ou enfin rendre aux tendons leur souplesse, et dissiper la roideur et la contracture des muscles

Dans les paralysies saturnines que j'ai observées, la température a toujours été sensiblement de 34° c. ; dans les observations de chorée, elle était de 30° c.

Bains alcalins.

La propriété caractéristique des eaux alcalines est de changer la nature des solides et des liquides de l'économie, en leur donnant de la fluidité : aussi un bain d'une à deux heures, dans une eau assez riche en carbonate de soude, donne-t-il facilement ce résultat. Cette action délayante, exercée sur la bile, la lymphe, fait souvent employer les bains alcalins comme résolutifs contre certains engorgements du foie, de la rate, etc. On sait, et M. le Dr Homolle l'a démontré, dans un mémoire sur l'absorption par les bains, que les alcalins passent aisément dans l'économie par cette voie.

Pris à une dose plus élevée, par exemple à celle de 25 gr. dans un pédiluve, les alcalins peuvent avoir une action révulsive que l'on utilise avec avantage dans certains cas d'aménorrhée.

Mais c'est aussi comme dissolvants que les bains alcalins ont une action des plus manifestes. Il ressort en effet, des travaux importants entrepris dans cette voie, que les calculs qui causent les douleurs hépatiques peuvent être dissous en partie et surtout très-délayés. Je dirai de plus que, les calculs ou les graviers d'acide urique le sont également, et que la formation d'un *urate de soude,* plus soluble que l'acide lui-même, et qu'on retrouve dans les urines expulsées, en est la meilleure preuve. Enfin, dans les calculs d'une autre composition, comme par exemple ceux qui sont formés de phosphate ammoniaco-magnésien, on a admis qu'il n'y a plus une action chimique analogue à celle du cas précédent, mais nullement une désagrégation, le gonflement ou la solution même de la matière animale ou du mucus qui lie les éléments du calcul et les tient juxtaposés : les particules pierreuses cessent d'être soudées en quelque . sorte, se séparent, tombent en poudre ou en écailles; et comme leur volume est alors beaucoup moindre, elles sont facilement expulsées avec les urines.

J'ai entrepris, à ce sujet, une série d'expériences que je me propose de relater plus tard : je n'y insiste donc pas pour le moment ; j'ajouterai seulement que les bains alcalins produisent sur la peau une action onctueuse, facile à comprendre par la formation d'un véritable savon dû à la combinaison de l'alcali avec la matière grasse répandue naturellement sur le corps et sécrétée par les pores de la peau. Cette dernière est donc très-adoucie, les démangeaisons auxquelles elle était sujette disparaissent sous cette influence : c'est ce qui rend l'usage des bains alcalins si fréquent dans le traitement de plusieurs dermatoses.

Les bains alcalins locaux sont encore employés contre certains états atoniques des tissus, et dans ce cas-là on combine avec avantage leur usage avec celui des manuluves ou des pédiluves émollients que l'on applique d'abord, et auxquels on fait succéder les bains alcalins soit naturels, soit alcalinisées artificiellement avec le carbonate de soude.

Bains ferrugineux.

Ces bains fortifient et raffermissent les tissus ; ils laissent déposer sur les parois de la baignoire, sur le linge, et sur toutes les parties du corps soumises à l'immersion, une légère couche ocracée de sesqui-oxyde de fer ; leur action sur la peau est une impression styptique avec un resserrement des membranes tégumentaires

N'ayant pas eu l'occasion de voir administrer ce genre de médicaments qu'on met assez rarement en usage, je ne m'y étendrai pas davantage, et je ne consacrerai que quelques lignes aussi à l'étude des bains salins.

Bains d'eaux salines sulfatées et chlorurées.

Les eaux minérales de cette classe exercent une action tonique sur les téguments, qu'elles durcissent momentanément. Les bains qu'on y prend donnent à la peau une rugosité passagère : ils la stimulent, en un mot, et la rendent plus apte à réagir contre les influences atmosphériques, en en augmentant la vitalité. Les eaux salines faibles ou thermales ne doivent à peu près toute leur action qu'à leur température. Ainsi, dans un bain à 34° c., les phénomènes immédiats que l'on remarque sont : une légère accélération du pouls, un peu de rougeur à la peau, et un léger accroissement dans l'acte de respiration; les membres ont plus de souplesse, les articulations sont plus libres. Et cependant ces bains ne débilitent pas, comme le font ceux d'eau ordinaire : on peut impunément les prolonger pendant plusieurs heures chaque jour, et continuer ce traitement, pendant un mois ou six semaines, sans qu'on remarque chez le malade d'autre changement qu'une vigueur nouvelle et une amélioration notable dans l'exercice des principales fonctions.

Pris à 40° c., ces bains deviennent très-excitants : ils accélèrent fortement le pouls, la respiration, et procurent des sueurs abondantes.

Les eaux salines fortes stimulent énergiquement la peau et rétablissent activement la transpiration suspendue : on les administre surtout en bains très-chauds ou en bains tièdes prolongés.

Mais, de toutes les eaux salinee, celles qui sont le plus salutaires sont celles dont la température est la plus voisine de la température du corps humain : cela permet de les employer telles qu'elles sont, sans être chauffées ou refroidies.

Dans certaines localités on se baigne dans les boues grasses et onctueuses que déposent quelques eaux salines; mais l'action est souvent très-énergique, et il se produit alors une surexitation dangereuse dans les parties immergées.

Eaux salines froides, bains de mer.

Si je mentionne ici l'action des bains de mer, ce n'est uniquement que pour établir le parallèle entre l'action de ces différents bains sur l'économie.

La principale action de l'eau de mer est d'absorber l'excès de chaleur du corps; elle est tonique et rafraîchissante dans l'état de santé, mais dans celui de maladie, elle occasionne souvent une sur-excitation nuisible.

L'organisme est fortement affecté par plusieurs circonstances : 1° par le volume considérable et la densité très-forte de l'eau salée ; 2° par la percussion des vagues ou lames produisant un ébranlement analogue à celui des douches ;

3° Enfin par l'action des principes salins contenus dans l'eau.

La durée est variable entre deux minutes et un quart d'heure ; dans le premier cas, c'est une simple immersion. Lorsqu'on a passé dans le bain de 10 à 15 minutes, on ressent un frisson intense, un tremblement général dans les membres, de la *chair de poule,* les dents claquent, et ces phénomènes peuvent être poussés à l'extrême et atténuer complétement les forces si l'on prolonge encore le contact. Pour les faire cesser et reprendre peu à peu son état habituel, il faut en sortant du bain se plonger les extrémités dans de l'eau très-chaude; le sang, qui avait abandonné la périphérie pour affluer au centre de l'économie, est rappelé sous l'influence de cette différence de température; toutes les parties du corps se mettent en équilibre, et un sentiment de bien-être remplace l'anxiété passagère qui avait suivi l'immersion prolongée dans l'eau de mer.

Le bain d'eau salée est tonique, fortifiant; il raffermit la peau et donne souvent lieu à une éruption semblable à celle de la rougeole ou de la scarlatine, sorte de *poussée* analogue à celle que nous avons mentionnée en parlant des bains sulfureux, et qui doit être due principalement à la forte proportion de chlorure de sodium que contient l'eau de mer. Sous l'influence de cette dernière, les systèmes musculaire et lymphatique sont singulièrement fortifiés, et l'appétit est très-excité.

On peut prendre les bains de mer chauds, et leur action est alors comparable à celle des eaux salines thermales. La température à laquelle on les chauffe est de 31 à 32°, 5° au maximum, et de 18 à 20° au minimum.

Nous avons dit, dans un chapitre précédent, comment on pouvait, dans certains cas, imiter artificiellement les bains de mer. Les effets produits par ce genre de bains seront analogues à tous ceux que nous venons de rapporter; seulement ils n'auront jamais une semblable intensité, les conditions d'air, de localité, d'espace, contribuant beaucoup à augmenter l'énergie de cette médication.

Bains mercuriaux.

Les bains mercuriaux, qu'on ne compose qu'avec le bichlorure de mercure, peuvent causer tous les accidents qui caractérisent l'usage des composés de mercure, lorsque l'action en est prolongée, ou que la dose en est trop forte pour telle ou telle idiosyncrasie; outre la salivation mercurielle, les bains de sublimé donnent souvent lieu à une éruption prurigineuse, qui cède facilement à l'usage des bains ordinaires.

Je dirai, à ce sujet, deux mots touchant les effets de certains bains qu'on peut contre-balancer par d'autres; ainsi des bains sulfureux peuvent être combattus par des bains alcalins, dont l'action peut elle-même être tempérée par des bains émollients. C'est surtout quand on emploie à haute dose les carbonates de soude ou de potasse dans des manuluves ou des pédiluves excitants, qu'il est utile d'en tempérer l'action par des fomentations de guimauve ou de graines de lin.

Dans un cas d'eczéma chronique que nous avons observé l'année dernière dans le service de M. le professeur Trousseau, nous avons été à même de juger de cette réaction neutralisante d'un médicament par un autre. On avait fait prendre par erreur à la malade un bain sulfureux, au lieu d'un bain mercuriel; le lendemain, les taches des bras étaient sensiblement plus rouges et plus irritées. On combattit cet effet par un bain alcalin, et le troisième jour la malade reprenait son bain de sublimé comme pendant les premiers jours du traitement.

II. Effets des douches.

L'action d'une douche est toujours excitante, mais elle ne l'est pas au même degré ; la hauteur de la chute, le diamètre du tuyau par lequel se fait la projection du liquide, la direction de la colonne de ce même liquide, la poussée qu'on lui imprime par la charge qu'on met dans le réservoir, la température de l'eau, sont autant de circonstances utiles à signaler. Ajoutons enfin que les principes minéralisateurs que peut renfermer l'eau augmentent encore l'efficacité du médicament.

Nous ne reviendrons pas sur les procédés que nous avons mentionnés plus haut, en énumérant les moyens qu'on peut employer pour faire varier l'action des douches ; nous dirons seulement qu'on peut les prendre à des températures très-diverses, suivant les effets que l'on veut produire.

Douches froides. Dans l'emploi des douches froides, la température ne fait pas souvent varier la sensation éprouvée par le malade ; M. Fleury prétend même qu'elle est sensiblement la même quand l'eau est à 0° ou à 8 centigr.

La durée de l'application est très-importante dans le traitement par les douches froides ; car leur effet *excitant* peut devenir tout à fait *hyposthénisant*, si on les prolonge un peu.

1° Lorsque la température du corps n'a pas été préalablement élevée, si on reçoit une douche froide, voici les phénomènes que l'on peut constater : sensation de froid plus ou moins vive, décoloration de la peau, *chair de poule*, suffocation. Au bout de quelques secondes (généralement de 5 à 40), ces phénomènes disparaissent et font place à une réaction des plus vives, rougeur de la peau, circulation activée, pouls accéléré de 2 ou 3 pulsations, chaleur ranimée dans tout l'organisme; la température, qui d'abord avait baissé de 2°, revient bientôt à son terme physiologique et monte même de quelques dixièmes de degré ou d'un degré au maximum. La respiration est large et facile; puis un sentiment de bien-être couronne enfin l'usage du médicament. Dans ce cas-là, la douche doit durer de 30 secondes à 4 minutes suivant les individus.

2° Voici bien un effet excitant produit et de la manière la plus manifeste; mais, vient-on à prolonger l'action, au lieu de l'interrompre, peu à peu un nouveau changement se passe dans l'économie, toute réaction cesse, le froid s'empare de nouveau du malade, et augmente graduellement avec la durée de la douche. La respiration est anxieuse, la peau se décolore de nouveau, et le sang se porte au cœur, qui, avec les poumons, le foie et la rate, se congestionne fortement, les extrémités se refroidissent, le malade est de plus en plus oppressé; en un mot, il éprouve un malaise général dont il souffre souvent pendant 8 ou 10 heures.

Quelques secondes de plus ou de moins dans l'administration d'une douche froide ont donc, comme on le voit, une importance capitale.

Les douches froides ont, ainsi que nous venons de l'indiquer, une action semblable à celle des bains froids; elles agissent seulement plus rapidement, mais en donnant d'abord une perturbation avec concentration du sang au centre du corps de l'individu, puis après, un effet inverse avec une réaction périphérique. Enfin, il l'action est trop prolongée, le premier état reparaît avec des symptômes plus marqués encore.

Douches chaudes. Tout ce qui est décrit ci-dessus du parallèle des bains froids et des douches froides peut se répéter pour celui des douches chaudes avec les bains chauds. Nous avons dit précédemment que ces derniers étaient excitants à un haut degré, par l'afflux sanguin qu'ils déterminent à la surface du corps, mais que bientôt ils devenaient hyposthénisants, quand, trop prolongés, ils amenaient une congestion considérable. Augmentons la rapidité des phénomènes, et nous aurons ainsi mentionné l'effet des douches.

Les douches tempérées sont calmantes, et ce sont elles qu'on peut endurer le plus longtemps sans en être incommodé.

La durée de la douche doit être proportionnelle à la puissance de réaction de chaque sujet, et, comme on le voit, c'est à la sagacité du médecin à étudier le tempérament propre à chacun, avant de le soumettre à un traitement aussi énergique.

L'impression causée par les premières douches froides est excessivement pénible ; on en augmente donc jour par jour la durée, et ce n'est souvent qu'après plusieurs semaines de traitement qu'on parvient à les supporter pendant trois ou quatre minutes.

On peut encore, quand la douche n'est pas supportée d'emblée, y préparer le malade par des opérations préliminaires qui l'endurcissent peu à peu et lui rendent moins pénible la sensation causée par le brusque changement de température. C'est ainsi qu'on fait usage, surtout pour les personnes très-nerveuses, des affusions, des lotions, des immersions ou des frictions avec un drap mouillé.

La douche peut être donnée avant, pendant ou après le bain ; ordinairement on la prend avant, parce qu'alors l'immersion dans une eau plus élevée de quelques degrés calme l'excitation cutanée, qui est toujours le résultat immédiat de la percussion du liquide sur les téguments.

La douche, et je parle ici surtout de celle qui varie entre 15 et 25° c., augmente la vitalité des parties sur lesquelles on la dirige ; elle rougit la peau, qui se couvre de petits boutons. Ces derniers ne tarderaient pas à se changer en ampoules, si on prolongeait l'action. C'est là une des raisons qui engagent à ne pas prolonger au delà d'un quart d'heure l'administration d'une douche ; il peut en outre s'en suivre une foule d'accidents sérieux, vomissements violents, coliques très-douloureuses, inflammations aiguës souvent d'une extrême gravité.

Lorsqu'on administre les douches avec toutes les précautions désirables, on en obtient les meilleurs effets. Prises sur toute la surface du corps, elles sont un sudorifique beaucoup plus énergique que les bains. La percussion et l'ébranlement qu'elles occasionnent modifient singulièrement la vitalité des tissus, leur donnent une activité nouvelle qui se transmet aux organes internes de l'économie, et suscite en eux des réactions favorables et la destruction d'engorgements chroniques plus ou moins anciens.

La percussion, dit M. le Dr Fleury, est un des éléments les plus nécessaires dans l'action d'une douche; car, avec une projection faible, il est rare qu'on arrive à un résultat couronné de succès.

C'est, en un mot, grâce à l'action stimulante que provoquent les douches, qu'on ramène souvent une affection chronique à l'état aigu. Dans certains cas, les douches sont prescrites pour favoriser le mouvement des muscles sphincters qui se sont contractés spasmodiquement. Elles constituent alors les douches ascendantes et internes, qui, sur les muqueuses, produisent l'effet d'un bain intérieur; par leur action, le tube digestif est stimulé, les contractions musculaires sont ranimées, et enfin, quand on les prolonge, elles ont une action sédative et antiphlogistique.

Nous les avons vu employer aussi dans certains cas à l'hôpital de Lourcine. Elles peuvent encore servir à débarrasser certains conduits de matières qui les obstruent : ainsi le conduit auditif interne, dans lequel s'accumule souvent du cérumen endurci ; puis le rectum, que remplissent les matières fécales dans des cas de contraction de l'anus. Enfin, lorsqu'il y a invagination de l'intestin, étranglement interne, les douches sont quelquefois d'un grand secours; dans d'autres cas, elles n'apportent qu'un bien léger soulagement.

Nous terminerons cet aperçu sur l'effet des douches en faisant observer qu'une grande réserve est très-nécessaire quand on les dirige sur la tête; le tube doit être à fin diamètre, et l'eau à une température modérée, si ce n'est dans des cas extrêmes, où tous les moyens sont employés pour tirer le malade de l'état comateux dans lequel il est plongé, et où on se sert souvent d'eau très-froide.

Enfin, lorsque l'effet de la douche est trop puissant et que le malade supporte difficilement la douleur qui en est la suite, il est bon de recouvrir la partie affectée avec une étoffe qui amortisse le coup, et on peut en outre commencer la douche avec une pomme d'arrosoir très-fine qu'on changera graduellement, pour augmenter la force du jet liquide.

III. Effets des bains et des douches de vapeur.

L'action de la vapeur d'eau sur l'organisme est un fait très-complexe; car, en l'étudiant avec soin, il faut tenir compte de certains effets que voici :

1° De la présence de l'élément aqueux et de sa propriété d'imbiber les corps qu'on y plonge;

2° De la température de cet élément;

3° De la durée du contact;

4° De l'étendue de ce contact (action locale ou générale et distinction de l'action de la douche et de celle du bain de vapeur entier);

5° Des modifications générales et locales éprouvées par les fonctions, et qui ne sont plus les mêmes, quant aux effets produits par la vapeur, se joignent ceux que donnent d'autres médicaments, comme le soufre, le cinabre, les résines, la térébenthine, etc.

Nous avons dit plus haut que les vapeurs dans lesquelles on plonge les malades sont de deux sortes, sèches ou humides ; mais, quelles qu'elles soient, l'action en est toujours essentiellement tonique et excitante; la peau s'échauffe, rougit, et devient le siége d'une vive irritation. Si le jet de vapeur est très-rapproché des téguments et qu'on prolonge le contact, la rougeur augmente encore et on peut avoir tous les accidents de la brûlure, depuis l'érythème jusqu'à la formation des eschares.

Le pouls s'accélère beaucoup, et dans certains cas, on a vu le nombre des pulsations monter jusqu'à 80, 90, et même 120 par minute. La respiration devient rapide et précipitée; bientôt la langue se sèche, une soif vive tourmente le malade, et une sueur abondante ruisselle sur tout son corps. Ce n'est souvent qu'au moment où cette transpiration se manifeste, que le malade ressent du soulagement. Dans les premiers moments, et lorsqu'il entre dans une étuve, il éprouve une sensation pénible; sa poitrine se resserre, ses veines se gonflent et sa face devient vultueuse; mais bientôt il s'accoutume à cette température élevée, et un certain bien-être remplace l'impression pénible qu'il avait d'abord subie.

Il ne faut pas séjourner plus de 10 ou 15 minutes dans l'étuve, car ce bien-être passager fait place à une céphalalgie vive et opiniâtre : il peut s'ensuivre des vertiges, des éblouissements, les yeux deviennent brillants et saillants, la face se congestionne, le cœur bat avec rapidité; en un mot, ces accidents peuvent aller jusqu'à la syncope.

Les effets que nous venons de mentionner sont fréquents dans l'usage des bains de vapeur, mais ils sont encore exagérés lorsque le malade est entièrement dans l'étuve : aussi, quoique le bain par encaissement les présente, c'est avec une gravité bien moindre, la tête n'étant pas soumise à l'action de la vapeur.

La sueur que nous avons dit couvrir le corps du malade est en grande partie due à la condensation de la vapeur; mais, lorsqu'on est sorti du bain, il faut réellement rapporter à une action révulsive cette grande quantité de vapeur qu'exhalent les malades et qui est souvent assez abondante pour traverser les couvertures de leur lit.

En résumé nous dirons que les bains de vapeur généraux produisent une vive excitation, une sorte de fièvre passagère, qu'ils activent la circulation, augmentent les fonctions de la peau et les régularisent

Si la température est élevée, ces bains sont *excitants* et disposent aux congestions : on les utilise avec avantage dans les cas de choléra, lorsque le malade est algide et que les extrémités sont froides. On obtient les meilleurs effets, en associant ce médicament au bain chauffé à 40° c. La température est-elle moyenne, les bains de vapeur deviennent *émollients* et *sédatifs;* enfin est-elle faible, ils ont *tempérants*.

Quant aux douches de vapeur, elles sont administrées avec succès, lorsque les douches liquides sont trop actives; on peut en ménager le jet et la force par des procédés semblables à ceux qu'on met en pratique pour les douches acqueuses.

Mais la vapeur seule n'est pas employée avec succès : on peut encore donner des douches avec de l'air chaud, et nous avons été à même d'étudier les effets de cette médication.

Établissons d'abord cette distinction que l'air peut être :

1° Chaud et sec, *A.;*

2° Chaud et humide, *B*.

A. L'air chaud et sec à 15 ou 20° c. est *vivifiant*.

L'insolation ou exposition à l'air ambiant et aux rayons du soleil en est une preuve. Les expositions courtes et répétées sont les plus avantageuses; prolongées, elles donnent lieu à de graves accidents : fièvre, érythème, céphalalgie, courbature, délire. Les habitudes et les prédispositions sont, dans cette question, d'une extrême importance.

A 35°, l'effet produit par l'air chaud et sec se modifie, l'hématose se fait difficilement; il y a anxiété, oppression, pléthore artificielle : aussi ce moyen est-il très-bon pour rappeler une éruption qui se fait mal ou qui sort difficilement. En moyenne, la température maximum de l'air sec dans lequel puisse respirer l'homme est de 45 à 50° c. : après ce terme, il y a asphyxie croissante et douleurs des plus violentes. Ce n'est que dans des circonstances tout à fait exceptionnelles qu'on a vu des individus en venir à supporter une température de plus de 100° R. (Berger, Chappe, Tillet et Duhamel, Lemonier).

L'air chaud et sec tendant à se saturer d'humidité est apte plus que tout autre à produire une transpiration abondante; mais il faut avoir soin de ne pas confondre cette transpiration, qui est d'autant plus considérable que l'air est plus chaud, plus sec et plus agité; il ne faut pas, dis-je, la confondre avec celle qui, due à l'évaporation, s'opère par transsudation : celle-ci rentre dans le domaine des sécrétions.

Dans les suppressions de sueur, c'est cette dernière qui n'a plus son cours.

Dans l'air sec, dont la température ne dépasse pas 20° c., la transpiration par évaporation est énorme et n'est guère susceptible d'être égalée en quantité par la transpiration par transsudation, que dans le cas où celle-ci est provoquée par un air humide d'un degré égal à 40° c.

Examinons maintenant les effets du bain d'air chaud, la tête étant hors de l'appareil. Lorsque l'air est à 45 ou 50° c., la peau s'échauffe et se couvre d'une douce moiteur, le visage se colore et le pouls acquiert plus de fréquence et de plénitude; à 55° c., la peau s'échauffe encore davantage; si elle présente quelque solution de continuité, ce point devient le siége d'une vive cuisson; la circulation est très-active, le pouls est fort et accéléré, la peau rougit, et la transpiration est des plus abondantes.

De 65 à 70° c. les phénomènes précédents augmentent encore d'intensité; la peau se resserre de plus en plus, se crispe, et offre dans certains points (poitrine, ombilic, scrotum) une démangeaison très-vive. La bouche est sèche, et la chaleur éprouvée est tellement insupportable qu'on ne peut prolonger ce bain plus d'une demiheure, sans craindre des vertiges et d'autres accidents.

B. L'action de l'air chaud et humide se rapproche des douches de vapeurs; l'air chaud et humide ne peut pas se supporter aussi longtemps ni à une si haute température que le précédent, qui n'est pas saturé d'humidité. A 25 ou 30° c., la vapeur humide anime la peau, en réveille la souplesse, rend le jeu des articulations plus facile; en un mot, produit un *effet calmant.*

Des 30 à 40° c., il se fait une vive excitation avec rougeur et chaleur de la peau, gonflement et turgescence; les muscles sont affaiblis, le pouls est fort et précipité, les vaisseaux de la tête se gonflent, la respiration est difficile et la sueur abondante; l'effet est *excitant* au plus haut degré.

Mais l'air employé sous forme de bain peut n'être pas pur et contenir certaines vapeurs étrangères; voyons quelle action il en résultera pour l'économie.

Bains gazeux d'acide carbonique.

Les effets produits par ce gaz sont les suivants : sensation de chaleur à la surface du corps, principalement aux organes génitaux; sueur abondante et quelquefois légère formication ; le pouls est plus lent et plus petit.

On peut considérer ces bains comme des agents stimulants qu'on doit toujours proscrire chez des individus pléthoriques ou sujets aux inflammations.

Les *fumigations cinabrées* donnent souvent lieu à la salivation mercurielle quand on les prolonge trop lontemps ; elles peuvent en outre produire la sécheresse, le spasme ou la roideur des membres, et éviter dans certains cas des hémoptysies fréquentes.

Les *fumigations* et les *bains de vapeurs sulfureuses* excitent vivement la peau et toute l'économie, avec picotement, chaleur et rougeur. La vapeur, maintenue généralement à 30 ou 45° c., occasionne une abondante transpiration.

L'emploi de ces fumigations exige quelques précautions. Le gaz sulfureux étant un des plus suffocants que l'on connaisse, la tête ne doit jamais être soumise à son influence, et en outre il est souvent nécessaire de mitiger ce gaz en le mêlant soit avec de l'air, soit avec de la vapeur d'eau.

Après ces bains de *vapeurs sulfureuses,* la peau reste rouge, sèche, et les muscles conservent une certaine rigidité ; mais ces phénomènes ne sont que passagers, et ils disparaissent au bout de quelques heures.

Enfin nous dirons, en terminant ce chapitre, que c'est comme *excitants* et *antispasmodiques* que sont employés les bains de *vapeurs balsamiques,* de *benjoin,* de *styrax,* etc.

CHAPITRE VI.

DE L'EFFET DES BAINS SUR LA SÉCRÉTION URINAIRE.

Dans le but de reconnaître et d'apprécier les effets produits par les bains employés pour le traitement de diverses affections morbides, j'ai cru devoir interroger l'urine, espérant y trouver quelques indications de diagnostic. On sait en effet que ce produit de l'une des sécrétions les plus abondantes de l'économie animale présente beaucoup de variations dans sa nature chimique, et qu'il se modifie aisément sous l'influence de presque toutes les maladies. A l'état normal, s'il ne diffère que peu dans la proportion de ses principes constituants, soit qu'on l'examine avant ou après le repas, après la fatigue ou la nuit, etc., il en est bien autrement dans l'état pathologique. Personne n'ignore que, dans la plupart des affections morbides, l'urine offre des anomalies fort notables : tantôt les éléments ordinaires s'y rencontrent dans des proportions très-anormales, tantôt quelques-uns de ses principes constitutifs y manquent ou s'y trouvent en minimum, soit en très-grande quantité, ou bien ils sont remplacés par des substances nouvelles. Ces faits ont été reconnus depuis longtemps par beaucoup d'auteurs et de praticiens. Ainsi par exemple, ne voit-on pas, dans presque toutes les affections nerveuses, l'urine se présenter très-limpide, presque sans couleur et très-abondante, avec une diminution dans la proportion de l'urée? Dans le rhumatisme et dans la goutte aiguë au contraire, elle est rouge, orangée, peu abondante, et très-riche en acide urique que colore une matière pourpre particulière; dans l'albuminurie, la glucosurie, c'est l'albumine ou le mucus qui y dominent. La première de ces substances est annoncée par le fait du dépôt ou le trouble que forme l'acide azotique dans l'urine, et la seconde produit des flocons abondants se présentant quelquefois sous forme de glaires. On sait que, dans la spermatorrhée, c'est la matière spermatique qui s'accuse au sein de l'urine par des espèces de filets où le microscope fait voir les zoospermes. On voit, dans les maladies du foie, les hépatites, la bile, passer dans l'urine (bilurie), lui donner une teinte bistrée, comme une infusion de thé, et se déceler par la couleur bleue ou verte que l'acide azotique y fait naître; le sang est même facile à déceler dans l'hématurie. Dans la chlorose, suivant M. Becquerel, la proportion d'eau dans l'urine restant ordinairement la même, tandis que les principes sont diminués, le liquide paraît moins acide et moins coloré; la variation des proportions de l'urée y est plus sensible que la diminution des globules dans le sang.

Enfin c'est la présence d'un sucre particulier, le *glucose* ou *glycose*, qui donne aux urines des diabétiques un caractère si spécial, celui d'être très-limpides, à peine colorées, d'avoir une odeur vineuse alcoolique, d'éprouver rapidement la fermentation alcoolique, de fournir souvent peu d'urée, et d'avoir la propriété de réduire les sels de cuivre sous l'influence de la potasse, enfin de dévier à droite la lumière polarisée ; on aurait encore à citer des urines très-riches en phosphates de chaux et de magnésie ammoniacal. L'urine, comme on le voit, et ainsi qu'on le sait, peut donc, par la présence de certaines substances ou par l'absence de certains principes qui lui sont propres, indiquer la nature de certaines maladies ; elle sert donc très-souvent de diagnostic, et on doit s'étonner peu que beaucoup de médecins s'en soient servi avec succès, bien qu'on ait pu quelquefois les traiter d'empiriques.

Cette petite digression doit faire comprendre pourquoi j'ai cru que l'examen de l'urine des malades soumis au régime des bains, avant ou après ce genre de traitement, pourrait me servir d'indice sur les bons effets obtenus.

Dans l'examen des urines des malades examinées par moi, voici la marche que j'ai suivie :

Après avoir pris les caractères physiques du liquide, tels que la couleur, l'odeur, la transparence, j'en ai déterminé la pesanteur spécifique, et l'acidité ou l'alcalinité au papier réactif, l'action de la chaleur sur elle ; puis je me suis attaché à doser ou à apprécier relativement les principaux éléments normaux ou anormaux, en me mettant, pour toutes les expériences, dans des conditions très-comparables, et employant les méthodes les plus usitées, celles de MM. Le Canu, Millon, Becquerel, etc.

Ainsi pour l'urée, par exemple, le même poids d'urine fut évaporé à une douce chaleur au même volume, filtré et additionné de la même proportion d'acide azotique ; les cristaux d'azotate acide d'urée, lavés avec l'éther sulfurique, étaient séchés à une température très-ménagée.

L'acide urique était précipité par l'acide chlorhydrique, et recueilli avec soin ; puis le mucus déposé après un certain laps de temps ; enfin les phosphates terreux précipités par l'ammoniaque, et évalués dans des tubes étroits semblables, relativement et d'une manière comparative, à ceux fournis par l'urine normale saine, soumise aux mêmes agents ou aux mêmes modes d'expérimentation.

Mes expériences ont porté sur les affections suivantes, et voici ce que j'ai pu constater à la suite de mes recherches.

1° Dans deux cas de colique de plomb, j'ai examiné l'urine à l'entrée et à la sortie des malades qui étaient parfaitement guéris ;

l'urine avait repris sensiblement ses qualités normales. Celle du premier malade, dont l'affection était compliquée d'ictère, ne présentait plus du tout la présence de la bile. Le malade avait été traité par les bains alcalins, les bains sulfureux et les bains simples. Le second malade n'avait pris que des bains simples à 34° c. L'urine, à la fin du traitement, ne présentait plus rien d'anormal qu'une proportion notable de mucus.

2° La présence du mucus, et en outre d'un peu d'acide urique, s'est manifestée aussi après la guérison complète, chez un ictérique traité par les bains alcalins.

3° Les cas de rhumatismes articulaires local ou général, que j'ai passés en revue, ont été assez nombreux (8 à 10); ils ont été traités par les bains de vapeur, les bains sulfureux et les bains simples très-chauds, 41° c.; même après la guérison, l'urine présentait encore des proportions assez notables d'acide urique et de phosphate terreux; mais ce dernier fait était surtout palpable chez les individus où l'on ne constatait qu'une légère amélioration avec crainte de voir récidiver la maladie.

4° Dans un cas de tétanos traumatique parfaitement guéri après quelques bains de vapeur, l'urine présenta peu de changements; ajoutons toutefois qu'à l'invasion elle était presque normale.

5° Je n'ai eu sous les yeux qu'un seul cas de pyélite guérie sous l'influence des bains simples à 36° c. Ici l'amélioration de l'urine fut des plus manifestes, le pus en avait complétement disparu; il ne restait plus qu'un léger excès d'acide urique et d'urée.

6° L'amélioration se remarqua aussi d'une manièse évidente chez une malade atteinte d'un kyste de l'ovaire, dont elle guérit après l'emploi des bains simples et des bains de vapeur.

J'ai examiné l'urine de six cholériques traités par les bains de vapeurs à 50° c., par les bains d'air chaud et par les bains chauds à 37° c., et je l'ai toujours trouvée très-riche en phosphate de chaux, en phosphate ammoniaco-magnésien et en acide urique, et, en revanche, pauvre en urée. Des six malades examinés, quatre revinrent à la santé ; après la guérison, l'urine avait repris sensiblement ses caractères physiologiques.

8° Dans un cas de chorée chronique qui ne fut que très-médiocrement soulagée par les bains sulfureux, l'urine n'éprouva pas en bien de changements notables ;

9° Enfin, chez un paraplégique chez lequel les bains sulfureux n'amenèrent qu'un mieux passager, l'urine ne fut pas non plus avantageusement modifiée.

Malgré le nombre d'expériences de ce genre un peu plus restreint que je ne l'aurais désiré, il est permis de reconnaître, à l'inspection des résultats obtenus, que dans les cas d'amélioration reconnus, la nature de l'urine a toujours été en rapport avec ces améliorations, et qu'on a pu dès lors tirer de l'examen des urines un diagnostic réel sur l'état des malades qui les ont fournies. J'ajouterai, en outre, que cette méthode d'investigation est longue, minutieuse, et par suite peu praticable pour le praticien ; mais, si on songe aux services que rend chaque jour aux chimistes l'emploi des liqueurs titrées pour doser certains principes contenus dans une liqueur, on comprendra de quelle simplicité deviendrait une semblable analyse, si, pour les principaux produits contenus dans l'urine, on possédait des liqueurs capables d'en déceler la présence. Liebig a déjà conseillé l'emploi de l'azotite mercureux pour précipiter l'urée, et Barreswil, le tartrate double de potasse et de cuivre pour le glycose ; je me propose donc de marcher dans cette voie, et si de bons résultats viennent couronner mes efforts, j'espère bientôt en faire l'objet d'un nouveau mémoire.

CHAPITRE VII.

●

ESSAIS SUR L'ABSORPTION DANS LES BAINS.

Une question qui a déjà été l'objet de plusieurs controverses est celle de l'absorption qui peut avoir lieu, dans les bains, par la peau. Cette dernière prend-elle ou non une certaine quantité du liquide ou des principes qui s'y trouvent en solution lorsque le corps est placé dans un bain ? Les pores, dilatés par la température du liquide, font-ils alors l'office d'une multitude de petites bouches qui aspirent en quelque sorte quelques-unes des parties composant le bain ? A ces questions, on peut répondre qu'il est constant, à n'en pas douter, que dès que le corps est mis dans un bain, il y a, après quelque temps, une certaine quantité d'eau absorbée par les pores de la peau; on voit en effet la proportion des urines s'augmenter notablement, et leur densité diminuer dans une proportion tout à fait en rapport avec la quantité du liquide absorbé. On sait aussi que les effets produits par certains bains ne paraissent pas devoir être la conséquence de l'absorption de l'eau seule, mais qu'ils se rapportent parfaitement à celle de quelques principes connus dissous dans ces bains. Ainsi, dans une foule d'eaux naturelles minéralisées par des principes *iodique, bromique,* par exemple, *sulfureux* ou *furrugineux,* etc., ne voit-on pas des malades, qui ne sauraient quelquefois les prendre en boisson, les employer en bains, et éprouver des effets qu'on est obligé de rattacher à l'action de quelques-uns de ces principes et non au liquide seul? Il faut bien penser alors qu'ils ont passé dans l'économie animale par voie d'absorption. N'a-t-on pas quelquefois provoqué des purgations à l'aide de pédiluves chargés d'ellébore noir ou blanc? N'a-t-on pas cité des empoisonnements produits par

le séjour du corps dans des bains empoisonnés? Les exemples à citer ici seraient nombreux ; mais, pour ne pas étendre encore ce
sujet, nous nous arrêterons là. Je sais que par des expériences faites
avec le plus grand soin, on a combattu l'absorption par la peau, en
cherchant vainement dans les urines, rendues après un séjour dans
le bain, la présence de quelques matières qu'on y aurait introduites
préalablement. Ou bien, en étudiant les phénomènes d'endosmose
que peuvent présenter certains tissus tégumentaires et certaines
membranes humaines, on a vu que celles-ci n'ont laissé aucune
trace de substances en contact avec l'une de leurs faces. Peut-être
pourra-t-on objecter que ces portions tégumentaires avaient été
prises sur des cadavres, et qu'alors, n'étant pas dans les conditions
vitales, leur mode d'action avait dû être tout autre. Dans les essais
d'absorption par les bains liquides, peut-être a-t-on agi avec des
solutions chargées de quantités un peu trop fortes de substances
actives, et dès lors il a pu arriver que l'économie animale éprouvât
une sorte d'*intolérance organique*, qui fut un obstacle à cette absorption. Toutefois il a été bien reconnu que les substances alcalines
seules, et par une sorte d'élection spéciale, passaient par les bains.
Sans chercher à combattre ou à défendre la question de l'absorption dans les bains, j'ai cherché à ajouter quelques faits sur ce sujet, par des expériences dirigées dans un autre sens. J'ai, en conséquence, diminué beaucoup les substances ajoutées au bain, ou bien,
pour essayer de favoriser leur passage par l'absorption, je les ai as-
sociées à des alcalis qui sont reconnus avoir le privilége d'être absor-
bés. J'ai donc expérimenté avec l'iodure de potassium, le ferro-
cyanure de potassium et le bichromate de potasse, et quelques traces
seules d'iodure alcalin ont pu être retrouvées.

Dans la seconde série d'expériences, j'ai associé le carbonate de
soude avec les mêmes sels, et le ferro-cyanure seul n'a pu être re-
trouvé. L'iodure et le bichromate avaient passé, quoiqu'en petite
quantité.

J'ai réuni dans le tableau suivant les résultats qui m'ont été fournis dans ces expériences, et j'en ai conclu que l'association d'un alcali peut, dans certains cas, favoriser l'absorption de plusieurs médicaments non absorbables, et, par suite, rendre un service de plus dans la thérapeutique.

PROPORTION des INGRÉDIENTS.	NOMBRE DES BAINS.	DURÉE DES BAINS.	TEMPÉRATURE. ÉCHELLE CENTIGRADE.	DENSITÉ DE L'URINE avant le bain.	DENSITÉ DE L'URINE après le bain.	EFFETS PHYSIQUES ET CHIMIQUES OBTENUS SUR L'URINE.
						Nota. En général, l'urine a présenté une couleur ambrée bien moins intense après le bain qu'avant.
1re série d'expériences.						
Ioduré de potassium, 6 à 10 gr. .	1º	⁵⁄₄ heure.	34º	1021	1018	Dans les trois bains, l'iodure a été recherché dans l'urine peu après son administration, traitée convenablement, cette urine a présenté une alcalinité réelle et la présence non douteuse de l'iode. En effet, évaporée à siccité et avec addition d'un peu de bicarbonate de potasse, elle a été calcinée fortement; le charbon bien lavé a fourni un liquide qui, concentré et additionné d'eau amylacée et d'acide azotique en très-minime proportion, a donné une teinte rose *mauve*, comme cela arrive pour des traces d'iodure.
	2º	1 heure.	34 à 35	1022	1017	
	3º	1 h. ¼	34	1021,5	1017	
Cyanoferrure de potassium, 10 gr.	1º	1 heure.	33º 5	1023	1018,5	Je n'ai pu retrouver la présence du ferro-cyanure dans l'urine, et ce produit de sécrétion avait un caractère acidule très-prononcé.
	2º	¾ heure.	34	1022,4	1018	
Bichromate de potasse, 5 gr. . . .	1º	1 heure.	33º	1023	1019,5	Il en a été de même pour le bichromate, ou du moins la présence de ce sel a été bien douteuse.
	2º	¾ heure.	34	1020	1019	
	3º	⁵⁄₄ heure.	33	1024	1019,2	
2e série.						
Iodure de potassium, 6 gr. . . . . . Carbonate de soude, 6 gr.	1º	1 heure.	33º	1022	1018	J'ai pu constater la présence de l'iode d'une manière bien plus sensible que dans la 1re série d'expérience. — Dans deux des essais surtout, elle fut très-manifeste.
	2º	1 heure.	33 5	1024	1021	
	3º	⁵⁄₄ heure.	34	1020,7	1017	
Cyanoferrure de potassium, 6 gr. Carbonate de soude, 6 gr.	1º	⁵⁄₄ heure.	33º 5	1023,5	1020	L'urine restée acidule ne m'a pas démontré, avec plus de succès que plus haut, la présence du sel cyanique. Cette urine a été concentrée, rendue un peu plus acide, et après l'avoir filtrée, on y ajouta une petite quantité de perchlorure de fer. Il ne s'est fait aucune coloration, même au bout d'une heure, et pas le moindre dépôt bleu ou verdâtre. Rien également, par un sel soluble de cuivre.
	2º	1 heure.	33	1022,3	1016	
Bichromate de potasse, 6 gr. . . . Carbonate de soude, 6 gr.	1º	1 heure.	33º	1021,5	1016	Dans l'urine obtenue après le bain, j'ai reconnu quelques traces de chromate de potasse. Voici comment j'ai opéré : l'urine présentant (dans deux cas surtout) une alcalinité très-réelle a été concentrée des ⁴⁄₅ environ et filtrée; j'y ai mis d'une part un peu de sulfure de sodium, et il s'est fait assez rapidement un dépôt verdâtre, dû à de l'oxyde de chrome; de l'autre j'ai ajouté du sublimé corrosif. Après un certain contact, j'ai vu au fond du verre un très-léger dépôt rosé, formé de bichromate de mercure.
	2º	¾ heure.	34	1022	1017	
	3º	1 h. ¼	33 5	1022	1018,8	

CHAPITRE VIII.

DES CIRCONSTANCES PHYSIOLOGIQUES ET PATHOLOGIQUES QUI INDIQUENT ET CONTRE-INDIQUENT L'EMPLOI DES BAINS ET DES DOUCHES.

Les propriétés si favorables et si puissantes des bains les ont fait employer dans un grand nombre de maladies, pour ne pas dire dans toutes; et il est bien difficile à cet égard de tracer des règles fixes dans l'emploi de cette médication, le praticien devant s'en rapporter à sa propre expérience pour juger des cas dans lesquels il est urgent d'en faire usage.

Nous allons, pour plus de clarté, subdiviser ce chapitre de manière que les faits soient exposés avec plus de clarté, et voici comment nous procéderons. Nous examinerons d'abord les cas où l'emploi des bains chauds est urgent, puis celui des bains tièdes, et enfin celui des bains froids. A chacun de ces paragraphes, nous aurons soin de mentionner les cas dans lesquels le bain doit être proscrit; enfin nous consacrerons un chapitre à l'emploi des bains médicamentés (sulfureux, alcalins, salins, mercuriels), et enfin quelques mots sur d'autres bains plus complexes et plus rarement usités.

Quant aux bains solides, nous ne les avons pas vu employer; c'est quelquefois au bord de la mer, et surtout dans quelques établissements thermaux (Barbotan, Saint-Aman, Panassou, etc.), qu'on peut les étudier avec fruit, et dans ceux que jusqu'à ce jour nous avons eu le loisir de visiter, on n'administre ni bains de sable ni bains de boue.

Enfin, pour être aussi complet que possible, je consacrerai la fin de ce chapitre aux bons effets que l'on peut retirer des douches, et aux circonstances qui les font proscrire.

Bains chauds.

Les bains chauds, dont les principaux effets sont, ainsi que nous l'avons vu, d'être excitants à un haut degré en attirant le sang du centre vers les extrémités, et en activant la circulation, donnent aussi comme effet secondaire, une transpiration abondante, en rapport d'une part avec la température employée, et d'autre part avec l'idiosyncrasie du malade.

On en fait usage avantageusement pour exciter l'organe cutané et les tissus sous-jacents, dans les douleurs rhumatismales chroniques et dans celles qui très-souvent restent aux articulations des membres après les rhumatismes aigus. M. le professeur Rostan, dans des cas semblables, retire d'excellents résultats des bains, et souvent administrés alternativement avec des bains de vapeurs.

Dans la gastrite et l'entérite, dans l'embarras gastrique, les coliques nerveuses (colique végétale qui se rencontre fréquemment dans les climats chauds), on préconise les bains chauds; c'est pour la même raison qu'on les conseille dans les cas de colique de plomb, dont les symptômes se rapprochent beaucoup de ceux de l'affection précédente. Ajoutons cependant que l'on use plutôt des bains sulfureux que des bains simples contre les affections saturnines.

Les bains chauds sont très-efficaces pour rappeler le cours des hémorrhoïdes supprimées et pour faire cesser les accidents causés par cette suppression; notons que les bains de siége chauds suffisent pour atteindre ce but. De même, dans les cas d'aménorrhée et de dysménorrhée, le flux menstruel peut être rappelé et régulièrement rétabli.

Dans la période algide du choléra, les bains très-chauds, employés seuls ou concurremment avec les bains de vapeur ou d'air chaud, concourent aussi à ranimer la circulation et donnent quelquefois de bons résultats. Nous ferons observer que les bains très-froids, par leur effet répercussif, ont été employés avec succès dans des cas semblables par M. le professeur Piorry.

Lorsqu'une éruption à la peau se fait mal, ou que par suite d'un abaissement de température, elle a brusquement cessé, l'emploi des bains très-chauds peut la rappeler; ainsi dans des cas de variole, de rougeole et de scarlatine. Il faut cependant être sobre de ce moyen, surtout dans les deux derniers exanthèmes fébriles que nous venons de citer; car, comme le fait très-bien remarquer M. Michel Lévy, la rougeole s'accompagne le plus souvent d'accidents du côté des voies respiratoires, et on comprend facilement que l'action des rubéfiants et des excitants ne peut qu'augmenter la fièvre et l'agitation déjà si intenses.

Le bain chaud peut être quelquefois bon dans les cas d'anasarque consécutive à la scarlatine; mais là, plus que jamais, il faut craindre le moindre refroidissement.

Enfin notons que le bain chaud a été conseillé aussi pour provoquer la syncope, dans des cas où l'on avait à réduire une luxation.

Les circonstances où les bains chauds doivent être proscrits son les suivantes. D'abord n'en pas faire usage chez tous les individus pléthoriques et chez lesquels une congestion vers les centres nerveux est toujours à craindre; on a même, dans quelques cas, noté l'apparition d'amaurose, suite de bains chauds trop prolongés ou pris à une température trop élevée.

Ils sont encore contre-indiqués chez ceux qui sont atteints de phlegmasies internes.

On doit encore s'en abstenir dans les affections squirrheuses et cancéreuses du tube digestif, parce qu'alors, et surtout si le malade est très-affaibli, il y a à craindre une hémorrhagie intestinale ou une hématémèse, par le fait même de la fluxion sanguine.

Disons enfin que la température doit être en raison inverse de la durée, car un bain trop prolongé et pris à une température trop élevée amène une paralysie complète, perte de la parole, état comateux, insensibilité, congestion excessive. J'ai été à même de voir un cas semblable chez un invalide qui était resté une heure dans un bain trop chaud, et qui, malgré la médication révulsive la plus énergique, est mort au bout de quatre jours, sans avoir repris connaissance.

Bains tièdes.

Nous arrivons maintenant à une classe de bains beaucoup plus employés que ceux de la précédente : je veux parler des bains tièdes ou tempérés.

Ils sont souvent un complément nécessaire à la saignée, ou suppléent à ce moyen, sur lequel ils ont l'avantage de procurer une sédation plus générale, plus graduelle et plus durable.

Par leur action directe sur la peau, les bains tièdes conviennent dans la plupart des affections papuleuses, vésiculeuses, squameuses et pustuleuses, à l'état aigu ou subaigu. Dans la convalescence des exanthèmes fébriles, variole, rougeole, scarlatine, varioloïde, les bains tièdes favorisent la desquamation de la peau; de même dans l'érysipèle ambulant, lorsque l'enveloppe cutanée, couverte de débris épidermiques, ne fonctionne plus convenablement. Dans l'urticaire, lorsque la démangeaison est très-vive, un bain tiède la fait disparaître ou au moins en partie, mais surtout le bain alcalin.

Dans certains cas les bains tièdes et l'emploi de l'opium ont donné d'excellents résultats dans la période de suppuration de la variole; le délire cessait généralement après deux ou trois bains. Du reste, cette méthode de l'emploi du bain tiède dans la variole est connue depuis longtemps; car Fischer, dans un traité sur les bains, intitulé: *de Remedio rusticano, variolas per balneum curandi* (1728), rapporte qu'en Hongrie on traite de la manière [suivante tous les enfants atteints de la variole : «tous les jours, à partir de l'invasion, on plonge le malade dans un bain tempéré, et on le porte ensuite dans un lit bien chaud ; lorsque les boutons commencent à suppurer, on remplace les bains simples par des bains de petit-lait, et on continue jusqu'à la dessiccation. On ne donne aucun remède interne au malade ; il boit seulement du lait sous toutes les formes, et, par ce traitement, il marche avec calme vers la guérison. »

On conseille les bains tièdes, pendant la fièvre lorsque les phéno-mènes de réaction sont plus prononcés que dans les cas ordinaires de fièvre simple ou de fièvre synoque, ou bien lorsque ces maladies sont suivies d'un embarras gastrique ou de courbature. Le bain calme alors et régularise les diverses fonctions organiques, en rétablissant celles de la peau, et diminuant la fréquence du pou

Quant à la fièvre typhoïde, on emploiera avec succès les bains dans les formes inflammatoire et ataxique, alors qu'il y a des symptômes fâcheux de congestion du côté des centres nerveux ; mais il ne faudra pas attendre que le malade soit par trop affaibli : c'est dire qu'on les rejette dans la forme adynamique, où on use au contraire avec succès des affusions froides. Du reste, dans cette difficile maladie, la conduite la plus prudente est de faire la médecine des symptômes, que l'on combattra un à un par les moyens appropriés.

Dans la fièvre puerpérale, les bains réussissent bien, mais seulement quand les symptômes d'inflammation prédominent, car il faut les proscrire dès que la malade est dans la prostration et le collapsus.

On sait quel avantage on retire d'un bain tiède pendant l'accouchement, pour calmer l'irritabilité de l'utérus et les divers accidents qui en dérivent ; dans ce cas, l'organe utérin fatigué éprouve la même influence que les muscles dans les courbatures ou les lumbago. L'action relâchante que le bain tiède exerce sur les tissus a été aussi mise à profit dans quelques cas de hernies inguinales qui n'avaient pu être réduites et chez lesquelles le taxis a été rendu praticable après un bain prolongé.

Dans les cas de phlébite, d'artérite, d'angioleucite, on emploie les bains tièdes pour combattre l'inflammation des tuniques veineuses et artérielles et pour en arrêter la propagation ; ils doivent être donnés avec la plus grande circonspection aux personnes atteintes de péricardites ou d'endocardites aiguës ou chroniques, à cause de la dypsnée et de la réaction qui les accompagnent.

Les bains sont peu employés contre les affections de la bouche, du pharynx et de l'œsophage ; on les remplace par les gargarismes, sorte de bain local et partiel. Toutefois on peut donner quelques bains généraux tièdes et prolongés, surtout chez les enfants, quand à l'affection première se joignent quelques accidents cérébraux.

Les accidents nerveux qui sont souvent causés et entretenus par le travail de la dentition, sont aussi avantageusement combattus par cette médication.

L'invagination de l'intestin, l'étranglement interne ou externe, se trouvent quelquefois très-heureusement modifiés par l'emploi de bains tièdes, mais surtout par celui des douches ascendantes ; la muqueuse intestinale détendue peut alors permettre plus facilement l'expulsion des matières fécales. Hâtons-nous de dire cependant que bien souvent, hélas ! ce moyen, comme tous les autres, échoue, sans qu'il reste de ressource pour sauver le malade.

Selon Marcard, il arrive que certaines constipations rebelles ne cèdent aux drastiques qu'après l'emploi d'un bain.

Les bains tièdes sont encore très-efficaces pour faire cesser l'irritabilité dont l'utérus, par diverses causes, est le siége pendant la gestation, et qui peut amener l'avortement ou l'accouchement prématuré. Il ne faut pas cependant en abuser de crainte de trop affaiblir la malade ; mais il est bon de les utiliser même au commencement et à la fin de la grossesse, concurremment avec la saignée. Comme traitement de la métrite aiguë, M. Aran recommande les bains après les émissions sanguines, les cataplasmes, les lavements, et les purgatifs légers, comme l'huile de ricin ; il préfère les bains de siége aux bains entiers, qui affaiblissent et disposent à la chloro-anémie (Leçons cliniques).

Dans la péritonite, faites-en également usage, lorsque toutefois le mouvement ou la pression de l'eau n'exaspèrent pas la douleur. Il faut se garder de les prescrire dans les cas de péritonite par perfo- ration, cas dans lesquels l'immobilité du malade est indispensable. On agit de même quand il y a ovarite, métro-péritonite ou phlegmon de la fosse iliaque.

Lorsque, dans une péritonite puerpérale, apparaissent la douleur locale et la fièvre, M. Cruveilhier conseille le traitement suivant, comme procurant un grand soulagement : faire une saignée copieuse, puis mettre la malade dans un bain tiède, l'y laisser trois heures environ, et lui faire prendre dans le bain des injections utérines.

Les inflammations des appareils biliaire et urinaire, simples ou compliquées par la présence de calculs, sont aussi heureusement modifiés par les bains tièdes et prolongés. L'expulsion des calculs est favorisée, et la douleur causée par la présence de ces corps étran- gers est manifestement soulagée. Ainsi nous avons vu plusieurs guérisons d'hépatite aiguë, de coliques hépatiques, de néphrite, de pyélite, de coliques néphrétiques, à la suite de cette médication. Les catarrhes aigus et chroniques de la vessie s'en trouvent également bien, et les modifications que chaque jour présente l'urine des ma- lades indiquent l'amélioration produite.

M. Serre (d'Alais) s'est très-bien trouvé de la combinaison du bain avec l'injection tiède, dans le traitement de la gonorrhée. Dès le premier bain, le malade ressent du soulagement ; le passage de l'urine est moins douloureux, l'écoulement diminue, le poids des testicules est moindre ; le mieux se prolonge pendant neuf ou dix heures, et quatre à huit bains suffisent généralement pour obtenir une guérison complète.

Ici le lavage entraîne le pus blennorrhagique, et le dissolvant le met hors d'état de nuire.

Le D\u02b3 Serre (d'Uzès) traite par le bain et les injections les rétrécis- sements de l'urèthre : le bain fonctionne ici comme un véritable cataplasme qui paralyse l'irritation que cause la seringue et rend les urines moins épaisses.

Une classe de maladies contre lesquelles les bains tièdes ont le plus d'utilité est certainement celle des *névroses*, quel que soit du reste leur siége. Rien n'est meilleur pour calmer cet état d'irritabilité, d'agitation, d'insomnie, qui se montre chez les femmes nerveuses. Quoi de plus utile qu'un bain tiède, pour calmer les affections hystériques, hypochondriaques ; les palpitations nerveuses du cœur, les spasmes, les convulsions des enfants, l'éclampsie des femmes en couches et des nouveau-nés ; l'aliénation mentale, le tétanos, les différents états spasmodiques qui accompagnent souvent le croup, la coqueluche, et les maladies de l'enfant?

Enfin, dans les cas de méningite cérébro-spinale et de myélite chronique, les bains sont d'un bon effet. Toutefois, malgré ces nombreuses indications thérapeutiques, il ne faut pas croire que les bains tièdes conviennent dans toutes les maladies : on doit les regarder comme contraires dans les affections des organes thoraciques, dans les maladies asthéniques, dans les affections scrofuleuses et scorbutiques; chez les personnes atteintes de maladies organiques et épuisées par d'abondantes évacuations ; dans les hydropisies, et enfin dans les hémorrhagies de toute nature, dans la crainte d'en activer l'écoulement : en un mot, suivant le sage précepte d'Hippocrate, il ne faut pas baigner les faibles.

Après l'accouchement, ils peuvent quelquefois donner lieu à des accidents de péritonite, quand on les prend trop tôt.

Enfin il faut faire peu usage de ce remède chez les vieillards, dont les actes organiques sont lents à se produire, dont les tissus sont relâchés, le système veineux très-développé, et dont enfin les fonctions respiratoires sont souvent gênées, soit par une affection organique du cœur, soit par un catarrhe chronique.

Bains froids.

Il est rare que l'on emploie ces bains contre les phlegmasies et les exanthèmes aigus. Quelques médecins anglais les ont cependant préconisés dans certains cas, et M. le Dr Aran, dans des cas de rougeole grave, a retiré un bon résultat de l'emploi répété des purgatifs et des affusions froides faites avec de l'eau dégourdie pendant deux à deux minutes et demie : l'effet est calmant, en diminuant la chaleur de la peau.

Les bains froids conviennent généralement aux sujets mous et lymphatiques; ils réussissent bien contre l'ostéomalaxie, le rachitisme, la scrofule : aussi recommande-t-on les bains de mer, les bains de rivière, dans un courant rapide, les irrigations d'eau froide contre les ulcères scrofuleux et variqueux.

Ils sont aussi très-avantageusement employés contre les incontinences d'urine et les pertes séminales involontaires. Les bains tièdes conviennent dans la période aiguë de la blennorrhagie, mais on a recours aux bains froids pour combattre les écoulements chroniques et rebelles; ils sont encore d'un excellent effet contre les ulcérations inflammatoires de l'utérus, où les bains chauds deviendraient nuisibles par leur état débilitant ; ils sont encore utiles dans les ulcérations chroniques liées à un état congestionnel du col utérin.

C'est surtout contre les névroses, avec prédisposition aux spasmes et aux convulsions, que conviennent les bains froids, et souvent les immersions brusques ou les bains d'ondée dont nous avons parlé plus haut. La chorée, par exemple, est avantageusement combattue par cette méthode ; l'hystérie, le tétanos également, et l'usage répété en est recommandé dans la paraplégie ; et nous signalerons ici l'heureux effet obtenu dans quelques cas de l'urtication, comme complément du bain.

Enfin, de nos jours, l'hydrothérapie, qui, entre les mains de praticiens habiles, est devenue une des conquêtes de la thérapeutique moderne, s'applique aussi dans un grand nombre des mêmes circonstances.

L'immersion prolongée dans l'eau froide est très-employée contre les plaies avec déchiremnnt ; Percy disait même que dans des plaies par arme à feu, on pourrait souvent éviter une amputation, si on pouvait conserver le membre dix ou quinze jours dans l'eau, l'eau froide calmant l'irritation et arrêtant les progrès de l'inflammation. C'est encore pour la même cause que les bains froids locaux sont si utiles dans les cas d'entorse, puis dans les brûlures, afin de modérer le travail de la cicatrisation. Les travaux importants de Josse (d'Amiens), de Blandin, de M. le professeur Jobert de Lamballe, sont là pour attester les excellents résultats qu'on en a retirés.

Après cinq heures d'immersion dans de l'eau à 15 ou 18° centigr., la douleur cesse ; elle reparaît après les premières immersions ; enfin, pour s'en rendre maître, il faut quelquefois, comme le conseille M. Fleury, faire durer cette immersion 12, 24 et même 36 heures.

Pour terminer ce que nous avons à dire des bains froids, nous ajouterons seulement qu'ils sont nuisibles en général chez les enfants très-jeunes, dont la sensibilité nerveuse est très-grande, et qui sont si souvent exposés aux convulsions. Ils le sont également chez le vieillard et pour plusieurs causes, souvent par crainte d'une apoplexie cérébrale, et ensuite parce que certaines sécrétions cutanées peuvent être supprimées et donner lieu alors à de très-graves accidents. Cette dernière remarque s'applique également à tous ceux qui sont sujets à des éruptions ou à des flux, dont la répercussion est toujours à craindre. Par le même motif, les femmes s'en abstiendront toujours pendant l'époque menstruelle, ainsi que les individus sujets aux maladies de cœur.

Bains médicamentés.

Comme nous l'avons dit en traitant des effets généraux, des

bains sur l'économie, on conçoit aisément que ces effets doivent varier suivant les substances qui les composent; nous allons donc successivement examiner les cas où on pourra utilement se servir de ces divers bains.

Bains sulfureux.

Ils ont été employés avec succès dans le traitement de la scrofule par MM. Jadelot et Guersant.

Leur administration est quelquefois suivie de succès dans quelques phlegmasies abdominales aiguës et chroniques, dans les rhumatismes chroniques, dans les paralysies et certaines névralgies (névralgie sciatique).

M. Baudelocque, le premier, les a avantageusement utilisés contre la chorée.

De même que toutes les préparations sulfurées et sulfuriques, ils conviennent contre la colique de plomb.

De même contre les maladies des voies aériennes et contre la phthisie commençante. Dans ce dernier cas, il faut surtout avoir recours aux bains sulfureux naturels; il faut avoir en pareille occurrence la plus grande circonspection; car dans toutes les affections des voies respiratoires, les bains sulfureux ne conviennent souvent pas et augmentent plutôt la maladie. Il en est de même dans les accidents secondaires de la syphilis; selon MM. Fontan, Hédouin, ces accidents semblent s'aggraver sous l'influence des bains sulfureux; mais en revanche, leur action rend plus active ensuite celle du mercure et de l'iodure potassique. Nous dirons à ce propos qu'il ne faut jamais faire usage simultanément des bains sulfureux et des bains mercuriels, sans quoi la peau et les ongles noircissent, et il faut souvent un temps très-long pour faire cesser ce disgracieux résultat du bain.

C'est surtout contre les maladies de la peau que les bains sulfureux ont une action bien marquée : toutefois ils sont nuisibles au début des éruptions cutanées , dans les formes humides , lorsqu'elles se présentent avec un appareil fébrile un peu intense, quand la maladie est à l'état aigu ou qu'à l'état chronique elle présente une recrudescence.

Dans ce cas-là , M. Cazenave conseille surtout le bain émollient ou le bain gélatineux , qu'on donne généralement à 32° c. et pendant une demi-heure , mais qu'il est quelquefois utile de prolonger pendant plusieurs heures.

En général , les affections chroniques de la peau seront avantageusement modifiées par les bains sulfureux , eczéma , herpès , psoriasis , lepra vulgaris , pityriasis versicolor, prurigo, etc.; en un mot, presque toutes les affections vésiculeuses et pustuleuses à l'état chronique.

L'effet inverse sera produit chez les mêmes affections à l'état aigu et chez celles de forme bulleuse. Ainsi , selon M. Cazenave , les bains , et non-seulement les bains sulfureux , mais encore les bains simples , sont contraires dans le pemphigus ; ils macèrent la peau, en favorisant le développement des phlyctènes , et ils sont d'un effet douteux dans le traitement du rupia.

Pendant une année que j'ai passée à l'hôpital Saint-Louis, j'ai été à même de constater ces faits dans le service de ce savant maître.

Bains alcalins.

On les emploie principalement dans les cas d'éruptions sèches accompagnées de démangeaisons plus ou moins vives; rien n'est plus efficace dans le lichen et dans les diverses espèces de prurigo. Ils sont aussi d'un grand secours dans certains eczémas chroniques ; c'est le moyen le plus prompt et le plus avantageux pour faire tomber les incrustations épaisses qu'on remarque dans l'impetigo figurata, et surtout dans le porrigo favosa , étendus sur toute la surface du corps.

L'action excitante des bains alcalins peut encore être mise à profit dans certains cas de rhumatismes chroniques , de lumbago , de contracture musculaire, de chorée, et dans quelques engorgements indolents des viscères abdominaux.

Enfin , quelle que soit la théorie par laquelle on l'explique, on ne peut méconnaître l'action des bains alcalins dans les cas de goutte et de gravelle avec ou sans présence de calculs.

Les bains savonneux, moins actifs que les précédents quoiqu'un peu analogues, sont conseillés quelquefois comme complément d'un traitement, ainsi dans la colique de plomb ; on les emploie même , dans certaines fabriques de céruse, à Clichy par exemple, avec les bains sulfureux pour préserver les ouvriers de l'intoxication saturnine.

Ajoutons , en dernier lieu , que les bains alcalins, en apportant aux sécrétions certains principes fluidifiants , opèrent, comme dans l'ictère, une véritable action chimique.

Les bains alcalins sont formellement rejetés dans les cas où il y a une surexcitation des systèmes vasculaire et nerveux , dans les cas d'hydropisies , de scorbut , et dans les affections lentes où il y a dissolution du sang.

Bains mercuriels.

Les bains de sublimé ont été préconisés d'abord par Baumé , puis oubliés et étudiés ensuite par Wedeking en 1829. Enfin M. Trousseau , en 1831, 32 et 33, fit à l'hôtel-Dieu de Paris des expériences concluantes sur leur efficacité.

C'est surtout dans le traitement des accidents secondaires et tertiaires de la syphilis que ces bains sont usités ; ils sont aussi d'un bon emploi dans les maladies aiguës et chroniques de la peau , eczéma , psoriasis, en un mot dans les dartres squameuses et pustuleuses.

Souvent employées en fumigations , les vapeurs mercurielles ont un rôle sédatif et calmant contre les engorgements lymphatiques.

Bains salins.

Nous insisterons peu sur ce genre de bains, parce que leur action rentre dans l'étude toute spéciale des bains de mer, des eaux-mères des salines, et des eaux minérales naturelles; nous dirons seulement que c'est particulièrement contre le rachitisme, les tumeurs blanches, les scrofules et la débilité générale, qu'on les a conseillés.

Quant aux bains iodés et chlorurés employés par quelques médecins contre la scrofule, les essais n'ont été ni assez nombreux ni assez concluants pour qu'on puisse formuler une opinion à cet égard. Toutefois quelques avantages obtenus par Baudelocque, en 1832 et 1833, à l'hôpital des Enfants; autoriseraient peut-être à reprendre ces essais.

Outre ces divers bains médicamentés, il en est encore d'autres d'un usage il est vrai moins fréquent, mais cependant utiles quelquefois et dont nous croyons devoir dire quelques mots :

Les bains avec 60 à 120 gr. de sulfate de zinc, recommandés pour guérir les démangeaisons causés par le prurigo, l'eczéma chronique, et en général toutes les affections herpétiques (Trousseau et Pidoux, *Thérapeutique*).

Contre les dartres de forme aiguë ou chronique, Fantonetti a employé avec succès les bains de ciguë ; ces derniers sont fort calmants, résolutifs et dessiccatifs.

Dans la goutte aiguë, M. Trousseau a retiré quelques bons effets des pédiluves faits avec une infusion de 30 gr. de tabac à priser. Après le pédiluve, on essuie bien les pieds, on les expose à la fumée de tabac, et on les entoure de bas de laine bien secs, dans lesquels il est bon d'en insuffler également.

Suivant M. Niepce, médecin inspecteur des eaux d'Allevard, les bains de petit-lait produisent d'excellents résultats dans un grand nombre d'affections nerveuses, et en particulier dans les palpitations.

Le même auteur a remarqué que, dans ce genre de bains, le pouls s'abaissait d'une manière notable, au point de ne donner quelquefois que 34 pulsations, et il attribue en partie cet effet sédatif sur la circulation à l'acide lactique.

Bains et douches de vapeurs.

Ce que nous avons dit au chapitre des effets produits par les bains de vapeurs, si analogues à ceux des douches de même nature, nous force de nouveau à les comprendre encore dans un même chapitre, car il est bien rare qu'on ne vienne à les administrer simultanément.

Suivant les affections qu'on a à traiter et l'effet qu'on veut produire, on variera la température; ainsi, dans les affections de la poitrine le degré sera peu élevé, tandis qu'on l'augmentera beaucoup plus au contraire, lorsqu'on agira contre une maladie de la peau.

Ces bains sont quelquefois dangereux dans les phlegmasies aiguës; ils sont d'un bon effet dans les angines pharyngiennes, les coryza, les affections chroniques des bronches et des poumons; à ce sujet, nous citerons les fumigations de goudron comme avantageuses. S'il y a gangrène, les fumigations chlorurées seront alors d'un bon emploi. M. Martin-Solon a rapporté plusieurs exemples de ces heureux résultats.

Il est à remarquer que souvent les symptômes s'aggravent momentanément, pour disparaître ensuite très-rapidement.

Les douches de vapeurs réussissent encore très-bien dans les cas de rhumatismes aigus et chroniques, de courbature; contre les tumeurs blanches et les hydarthroses, et contre certaines affections rebelles de l'œil ou de l'oreille, il arrive souvent qu'une aphonie complète disparaît sous l'influence des douches de vapeurs simples, aromatiques ou sulfureuses.

M. Chomel a rapporté un cas de guérison de stomatite mercurielle traitée par les bains de vapeurs et les collutoires astringents.

Contre le tétanos, Ambroise Paré conseillait avec raison les bains de fumier, qui agissent surtout par l'abondante vapeur qu'ils dégagent ; de nos jours, les bains de vapeurs ont été mis en usage contre la même affection, et nous avons été témoin d'un cas de guérison remarquable d'une attaque de tétanos traumatique, qui céda à l'action de dix à douze bains de vapeurs (Hôtel-Dieu, 1854, service de M. Trousseau).

Nous dirons enfin que, dans l'hydrophobie, les bains de vapeurs sont encore d'un grand secours. Dans cette affreuse maladie, la répulsion pour l'eau est si vive, que la vue d'un bain peut quelquefois faire tomber le malade en convulsion.

Dans les cas d'affection rabique, où le caustique aurait été appliqué trop tard, on a proposé plusieurs médicaments, l'ammoniaque, les mercuriaux, les bains de vapeurs, les acides à haute dose. Selon M. A. Becquerel, les bains de vapeurs et les mercuriaux sont encore les médicaments les moins infidèles (leçons de path., 1855).

DOUCHES.

Douches chaudes.

Les maladies locales doivent être traitées plutôt par les douches que par les bains, lorsque, par exemple, la maladie règne dans une articulation ; mais, quand on a affaire à un engorgement glandulaire et que l'affection semble être la manifestation d'une diathèse rhumatismale ou scrofuleuse, il est utile d'associer le bain et la douche.

C'est surtout après les douches qu'on fait usage de certains accessoires, sur lesquels nous nous sommes étendu assez longuement au commencement de ce travail, tels que massage, frictions, urtication, etc.

Ainsi, contre le rhumatisme aigu des muscles du cou (torticolis), on emploie avec succès les douches tièdes en arrosoir, et on leur associe le massage et les frictions, lorsqu'il y a chronicité.

Après la réduction de certaines luxations, il y a avantage à user de douches tièdes simples, alcalines ou sulfureuses, pour rétablir le jeu de l'articulation malade.

Contre les hydarthroses, les tumeurs blanches, on se sert aussi des douches soit de vapeurs, soit d'eau, dont on porte la température jusqu'à 40° c. Les frictions avec la flanelle complètent la médication. Après quinze ou vingt jours de traitement, on remarque souvent une amélioration très-grande dans l'état du malade.

C'est toujours à titre d'excitant que les douches chaudes sont employées soit dans les paralysies locales, les hémiplégies, les rhumatismes, et on préfère surtout les douches d'eaux minérales salines ou sulfureuses, qui sont plus actives. Dans les hémiplégies, on douche la tête, la nuque, et les parties paralysées ; dans les paralysies des membres inférieurs, on douche la colonne vertébrale.

Les douches sulfureuses chaudes réussissent bien contre les dartres ; c'est sur la partie malade qu'on dirige le jet de liquide.

Douches froides.

Les douches froides peuvent être utiles à la thérapeutique en agissant comme excitant et comme sédatif. Lorsqu'on les emploie pour exciter, c'est moins pour agir sur l'organe cutané que sur des parties qui lui sont contiguës. C'est pour exciter l'organe cérébral que les douches froides sont employées dans la stupeur maniaque ; on les dirige sur le sommet de la tête, et on ne les entretient que cinq à dix minutes.

Dans les cas d'aliénation mentale, on les donne soit pour produire une vive impression sur le système nerveux, soit au contraire pour calmer l'irritation cérébrale si on prolonge l'effet.

Dans le délire essentiel, on douche souvent la tête, en prenant la précaution de plonger les pieds dans l'eau chaude. On abaisse sensiblement la température de l'eau de la douche, mais on ne doit pas dépasser le degré où elle cause au malade un frissonnement général.

Lorsqu'on fait usage des douches froides ou plutôt des affusions en nappe, dans la fièvre typhoïde avec prostration et collapsus extrêmes, on a pour but de ranimer le malade et de provoquer chez lui une excitation vive. L'instant qu'on doit choisir est celui où la fièvre est intense et la peau très-sèche ; on ne doit pas, au contraire, en faire usage pendant le stade de froid.

L'affusion dure généralement de 2 à 5 minutes ; dans quelques cas plus rares, elle est de 15 à 20 : souvent 4 à 5 affusions suffisent, quelquefois il est nécessaire d'en donner 15 à 20.

Lorsque l'affusion est immédiatement suivie d'une réaction fébrile, que la chaleur n'a pas été modérée, que la réaction n'a pas été sensible, on doit en cesser l'usage, si toutefois ces différents effets ne résultent pas du manque de certaines précautions, cas où cette médication est alors nuisible ou désavantageuse.

Si la réaction tarde trop à s'établir, c'est un signe que le malade manque d'énergie vitale ; il faut alors ne pas prolonger l'affusion. Si l'affaissement augmente, il faut renoncer à la douche et la remplacer par des frictions sèches et par des toniques à l'intérieur.

L'emploi des frictions avec l'huile de croton, comme complément des douches froides, a réussi dans certains cas (Teissier).

M. Fleury recommande les douches froides à 13 ou 14°c. contre les fièvres intermittentes ; il les administre une ou deux heures avant le retour présumé de l'accès, et quelquefois dans les jours d'apyrexie. La douche est en pluie générale ou locale, elle dure de 5 à 6 minutes ; le diamètre du jet est de $0^m,03$, et on le dirige sur la région splénique. Voici, selon le célèbre expérimentateur de Bellevue, les effets produits :

1° Perturbation sur le système nerveux et sur la circulation capillaire générale.

2° On oppose une réaction périphérique énergique, une stimulation de toute l'enveloppe cutanée, à la période algide.

3° On modifie la circulation de la rate et on en combat l'engorgement.

C'est là l'effet le plus remarquable, et les essais plessimétriques en font foi.

L'emploi du plessimètre nous a également fait voir, d'une manière bien manifeste, les avantages retirés des douches froides dirigées sur le rein d'un malade atteint d'hyper-urorrhée (diabète non sucré). Après plusieurs jours de cette médication, et abstinence presque complète de boisson, le rein malade avait sensiblement repris ses dimensions normales (cliniques de M. Piorry).

L'emploi combiné des douches froides et des mouvements graduellement variés a donné de bons résultats dans plusieurs cas d'ankylose incomplète (Fleury, *Hydrothérapie*).

Enfin on cite un cas de hernie volumineuse, qui, soumise pendant vingt jours à l'action d'un courant d'eau froide qui durait un quart d'heure, finit par se réduire (Van der Bach).

Je ne reviendrai pas sur l'emploi des douches ascendantes dans l'iléus et l'étranglement interne, mais j'ajouterai qu'on les emploie avec un plein succès contre la constipation chronique. La spermatorrhée cède aussi à ce moyen, soit que la guérison ne soit due qu'à celle de la constipation qui accompagne cette affection, soit parce que les vésicules séminales et les canaux éjaculateurs sont tonifiés, ou enfin que l'inflammation chronique dont ils sont le siége est détruite. Contre les écoulements vaginaux, les douches froides ascendantes sont données également, et bien souvent on emploie de l'eau chargée de divers principes (tannin, décoction de feuilles de noyer, etc).

Quant aux cas de contre-indication des douches, ils rentrent dans ceux que nous avons mentionnés en parlant des bains.